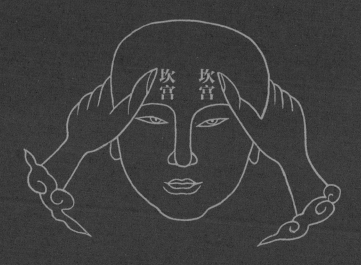

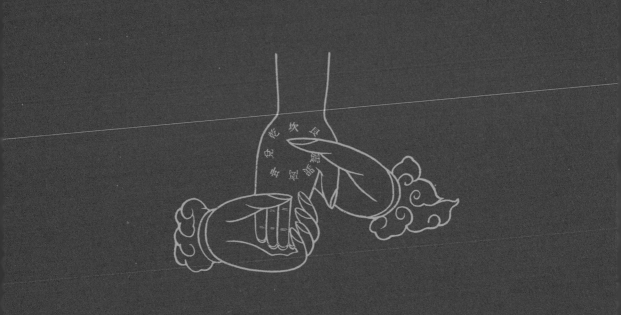

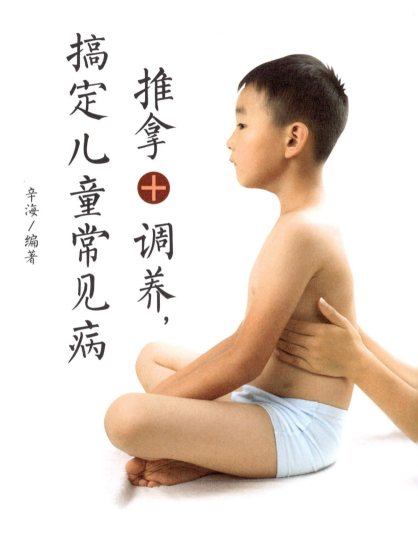

推拿＋调养，搞定儿童常见病

辛海 / 编著

电子工业出版社
Publishing House of Electronics Industry
北京·BEIJING

未经许可，不得以任何方式复制或抄袭本书之部分或全部内容。
版权所有，侵权必究。

图书在版编目（CIP）数据

推拿+调养，搞定儿童常见病 / 辛海编著. —北京：电子工业出版社，2019.9
（孕育幸福事. 育儿系列）
ISBN 978-7-121-37168-4

Ⅰ.①推… Ⅱ.①辛… Ⅲ.①小儿疾病－推拿②小儿疾病－食物疗法 Ⅳ.①R244.15②R247.1

中国版本图书馆CIP数据核字（2019）第160795号

责任编辑：刘　晓
特约编辑：贾敬芝
印　　刷：中国电影出版社印刷厂
装　　订：中国电影出版社印刷厂
出版发行：电子工业出版社
　　　　　北京市海淀区万寿路173信箱　邮编：100036
开　　本：720×1000　1/16　印张：10　字数：272千字
版　　次：2019年9月第1版
印　　次：2019年9月第1次印刷
定　　价：59.80元

凡所购买电子工业出版社图书有缺损问题，请向购买书店调换。若书店售缺，请与本社发行部联系，联系及邮购电话：（010）88254888，88258888。

质量投诉请发邮件至zlts@phei.com.cn，盗版侵权举报请发邮件至dbqq@phei.com.cn。

本书咨询联系方式：QQ 307188243。

前/言

对于父母来说,没有什么比孩子生病更让人心焦的了。

为了让孩子的病尽快好起来,一些父母便病急乱投医,不管孩子病情如何,都主动要求医生给孩子开药、输液,甚至胡乱使用各种抗生素。父母焦急的心情可以理解,但实际上,生活中一些常见的小病症,如感冒、发热、咳嗽、便秘、腹泻、积食、夜啼等,在吃药打针前,可试试小儿推拿。通过推拿相关的经络、穴位,再搭配合理的饮食调养,多数孩子很快就能康复。

孩子的皮肤薄嫩,经络穴位表浅、敏感,通过推拿按摩能快速激活经络脏腑功能,帮助孩子强身健体、抵御疾病。父母学会小儿推拿,不仅可以帮助孩子缓解疾病带来的痛苦,还能增进亲子感情,是不可多得的绿色疗法。

为了让父母更好地了解及运用推拿和饮食调养的方法,本书从中医角度详细介绍了孩子的身体特征、小儿推拿的基础知识、小儿实用保健推拿法、小儿常见病的推拿按摩手法及孩子生病期间的饮食调养方法等,帮助父母更好地守护孩子的健康。

希望这本书能给更多的孩子带来益处,减轻家长和孩子的痛苦。衷心地祝愿每一个孩子都健康快乐。

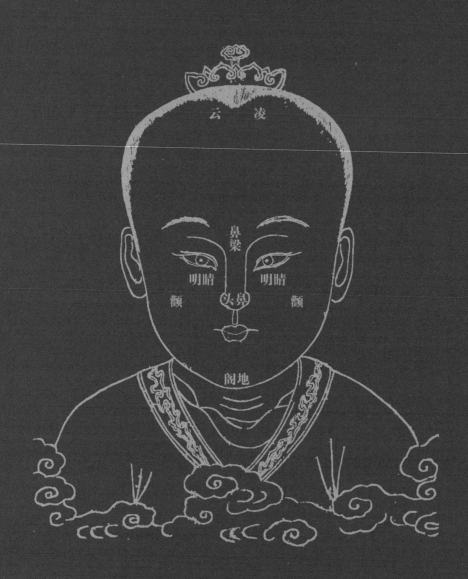

目 / 录

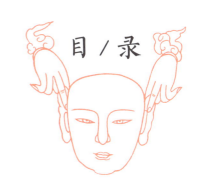

善用推拿和调养，为孩子筑起抗病的防火墙 / 11

了解孩子的生理特点，更有利于疾病防治 / 12
孩子为"稚阴稚阳"之体，抗病能力差 / 12
学会小技巧，你也能判断孩子的健康状况 / 13

用小儿推拿提升孩子防病、抗病能力 / 15
不打针、不吃药，小儿推拿是"绿色疗法" / 15
孩子有着与成人不同的经络穴位 / 16
给孩子这样量穴位，又快又准 / 17
给孩子推拿，需要注意这些问题 / 18
小儿推拿常用的基本手法 / 19
选择推拿介质有讲究 / 27

科学调养，让食物强健孩子的身体 / 28
若要小儿安，三分饥与寒 / 28
药食本同源，吃对食物很重要 / 29
根据孩子体质来，调养也要对症 / 30
良好的饮食习惯令孩子受益终生 32

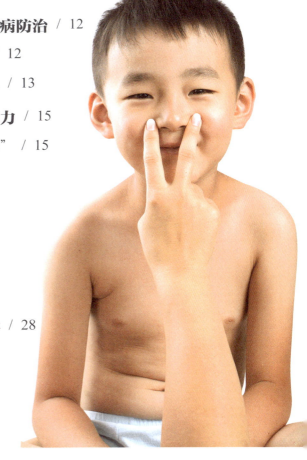

上医治未病，推拿+调养助孩子远离疾病 / 33

健脾养胃，让孩子吃得香、吸收好 / 34
健脾和胃推拿法 / 34
健脾养胃的饮食方案 / 35

强肺保肺，孩子少咳嗽、少感冒 / 36
强肺保肺推拿法 / 36
强肺润肺的饮食方案 / 37

润肠通便，守护肠道健康 / 38
润肠通便推拿法 / 38
食物调养，远离小儿便秘 / 39

预防盗汗和自汗，让孩子远离体虚 / 40
预防盗汗和自汗推拿法 / 40
帮助孩子缓解盗汗和自汗的饮食方案 / 41

健脑益智，给孩子一个最强大脑 / 42
健脑益智推拿法 / 42
科学调养，促进孩子智力发展 / 43

明目护睛，孩子不近视 / 44
明目护睛推拿法 / 44
吃对了，孩子眼睛更明亮 / 45

通经络、调脏腑，孩子骨骼长得快 / 46
通经络推拿法 / 46
养骨补钙食疗方 / 47

顺应节气调养，让孩子少生病 / 48

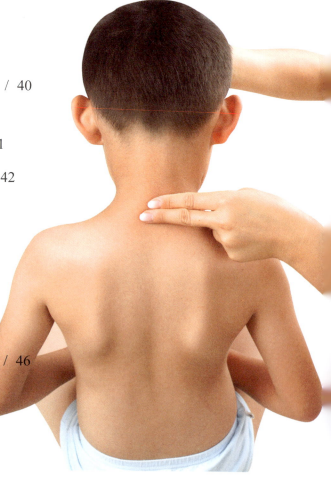

推拿+调养，帮助孩子更快、更好地战胜常见病 / 49

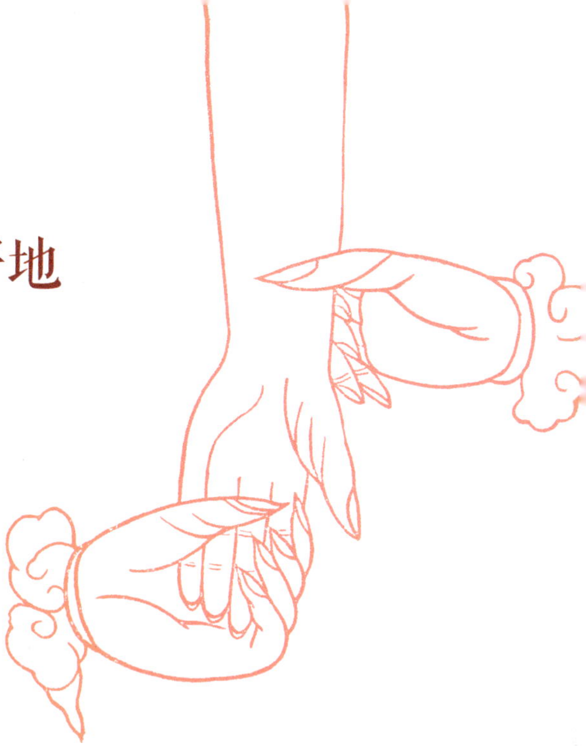

风寒感冒 / 50

风热感冒 / 52

暑湿感冒 / 54

外感风寒发热 / 56

外感风热发热 / 58

肺胃实热 / 60

阴虚发热 / 62

幼儿急疹 / 64

外感风寒咳嗽 / 66

外感风热咳嗽 / 68

内伤咳嗽 / 70

支气管炎 / 72

风寒型百日咳 / 74

风热型百日咳 / 76

寒性哮喘 / 78

热性哮喘 / 80

手足口病 / 82

疱疹性咽峡炎 / 84

脾胃虚寒型流涎 / 86

脾胃积热型流涎 / 88

风火牙痛 / 90

风寒牙痛 / 91

肺胃热盛型咽炎 / 92

肺肾阴虚型咽炎 / 94

寒性呕吐 / 96

热性呕吐 / 98

伤食吐 / 100

胃阴不足型厌食 / 102

脾胃气虚型厌食 / 104

积食 / 106

疳症 / 108

寒性腹痛 / 110

伤食痛（腹痛）/ 112

寒湿型腹泻 / 114

湿热型腹泻 / 116

伤食型腹泻 / 118

脾虚型腹泻 / 120

实秘（便秘）/ 122

虚秘（便秘）/ 124

肾气虚型遗尿 / 126

脾肺气虚型遗尿 / 128

肝经湿热型遗尿 / 130

心火型夜啼 / 132

惊恐型夜啼 / 134

积食型夜啼 / 136

心阴虚型盗汗 / 138

肾阴虚型盗汗 / 140

伤乳食型湿疹 / 142

湿热型湿疹 / 144

口腔溃疡 / 146

急性结膜炎 / 148

睑腺炎 / 150

小儿流鼻血 / 152

小儿肥胖 / 154

脾胃虚弱型佝偻病 / 156

肾气不足型佝偻病 / 158

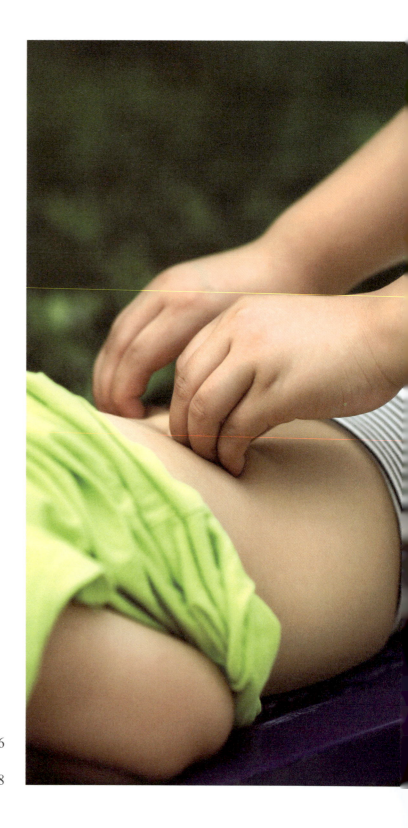

善用推拿和调养,
为孩子筑起抗病的
防火墙

了解孩子的生理特点，更有利于疾病防治

孩子为"稚阴稚阳"之体，抗病能力差

在《温病条辨》一书中，清代医家吴鞠通从阴阳学说的角度出发，指出了小儿"稚阴稚阳"的生理特点。稚：指幼小、幼稚而未成熟，形容小儿的机体还未发育完成；阴：指机体的精血、津液及脏腑、筋骨、脑髓、血脉、肌肤等有形之质；阳：指体内脏腑的各种生理功能。

中医常说小儿"脏腑娇嫩，形气未充"，意思就是说孩子的脏腑发育未成熟，很多功能都不完善。从结构上来说，孩子的五脏六腑和大人一样，但是由于阴血不足、阳气未充，因此正处于脏腑未壮、精气未充、经脉未盛、气血不足、神气怯弱的状态，其功能活动尚不稳定。

具体来讲，孩子五脏六腑的生理特点可以总结为"三不足"和"两有余"。所谓"三不足"是指肺、脾、肾的不足，"两有余"指的是心和肝的相对有余。

肺常不足

指小儿肺脏娇嫩，不耐寒热，是稚阴之脏体，稚阳之功能，故稍有内外调护不适便易患外感、咳喘等疾病。

脾常不足

指小儿脾胃弱，运化功能易损，饮食不节或他脏疾病均易波及脾胃，表现为积滞、腹胀、厌食、吐泻等纳化失常症状。

肾常不足

指肾乃先天之本，先天之禀赋本为雏形，其形待长，其气待充，故小儿出生后可出现多种脑部、脊髓、骨骼等的畸形或疾患，如脑积水、智力障碍、佝偻病等。

心常有余

指小儿神识未充、心志未定，易被喜怒惊惧等刺激而扰动心气，引起心火炽盛或痰热蔽阻心窍而出现神昏惊厥等心经实热表现。

肝常有余

指小儿肝气偏盛。肝主生发，肝气旺盛表现为小儿生长发育迅速。同时，肝气太旺便是"火"，容易引发疾病。

所以，与成人相比，孩子的生命力比较脆弱，抗病能力差，当病邪侵入时，更容易生病。对于孩子来说，机体发育的完善和健全需要依赖各种营养物质的供应和父母的精心护理。

学会小技巧，你也能判断孩子的健康状况

中医看病用四诊合参法，即"望、闻、问、切"。这套诊断方法，尤其是诊断过程中的思维模式，囊括了中医学的精髓，它是中医辨证施治的重要依据。"问"和"切"对于没有中医基础的读者来说有一定困难，不过适当学点相对简单的"望"和"闻"的诊病技能，对保障孩子的健康是非常有帮助的。

望孩子的精神状态

看孩子精神状态的好坏，可以判断孩子气血的盈亏，从而可以测知孩子的脏腑功能状态、病情的轻重及疾病的预后。孩子的精气神充足，则表示孩子脏腑功能活跃，健康无疾；如果孩子精神萎靡不振，则表示其脏腑功能低下，容易患疾。对于孩子来说，只要精神良好，即使暂时病重，通过治疗也会很快恢复。但是如果孩子精神不振、倦怠少动，即使病症不重，也要多加注意，留心观察。

望孩子的面色

孩子的面色以荣润光泽为正常。五脏的功能状态可以从面部相应部位的颜色变化表现出来。

明堂、面王、两颊、人中、地阁等部位：如果出现青紫色，多为惊风、抽搐等病；如果出现赤红色，多为伤风、积热、伤寒或胸部胀痛等；如果出现黄色，多为食积、呕吐、腹泻或是虫积等；如果出现苍白色，多为肺感风寒、气血衰弱、自汗、盗汗等；如果出现青黑色（唇部最明显），则属于比较严重、难治的疾病。

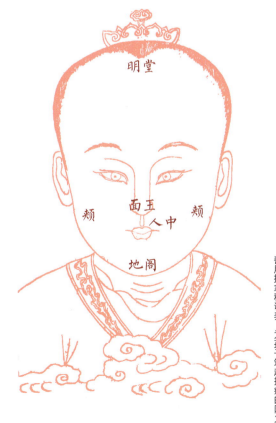

善用推拿和调养，为孩子筑起抗病的防火墙

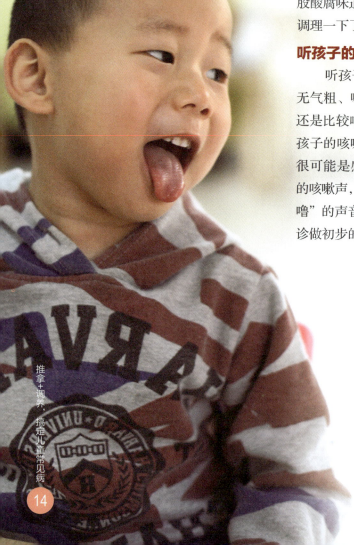

观察孩子的形态

主要是观察孩子形体的胖、瘦、弱、强和身体姿态。孩子头发稀少、囟门闭迟,说明孩子存在缺钙的可能;若孩子身体瘦弱,身高体重不达标,腹部膨大胀气,额头有青筋显露,则说明孩子存在营养不良等。

望舌

观察孩子的舌体、舌苔、舌质等也可以判断病症。孩子的正常舌象是舌体灵活、淡红润泽、伸缩自如、苔质薄白。

如有地图舌、杨梅舌或是出现积食症状,观察孩子的舌苔,会发现其舌苔厚腻,口中还有一股酸腐味道,这时候,父母就需要带孩子去就医调理一下了。

听孩子的呼吸声、啼哭声、咳嗽声

听孩子的呼吸声是否均匀平稳,喘息时有无气粗、哮鸣音等;孩子啼哭时,声音比较弱还是比较响亮,夜间有没有惊叫啼哭现象等。听孩子的咳嗽声,比如间断性、不分昼夜地咳嗽很可能是感冒咳嗽;发出"空空空"类似犬吠的咳嗽声,则多半是急性喉炎;胸部有"咕噜咕噜"的声音,则可能是肺炎。这些都可以通过闻诊做初步的判断。

用小儿推拿提升孩子防病、抗病能力

不打针、不吃药，小儿推拿是"绿色疗法"

父母最大的愿望，就是孩子能够健康茁壮地成长。这很美好，但不现实，因为人吃五谷杂粮，哪有不生病的道理？身体再好的孩子，一年感冒两三次也是很正常的。而且，从某种意义上来说，某些疾病对于孩子也不是全无好处的——孩子的免疫系统会在与疾病的斗争中日渐完善。所以，与其期望孩子不得病，不如在孩子生病时做一些必需的护理，增强孩子的免疫力，从而帮助孩子更好地战胜疾病。

那么，在孩子生病期间，家长应该怎么做，才能帮孩子尽快恢复健康呢？怎么做才能让孩子少吃药、少打针呢？

试一试小儿推拿吧。

小儿推拿在我国有非常悠久的历史，在长期的临床实践中，被证明是一种相对安全可靠的"绿色疗法"。中医认为，小儿疾病的病因多为阴阳、脏腑、气血、寒温失调等，只要阻断或逆转这些病因，就能防病、治病。小儿推拿就有这样的作用，它可以通过调节阴阳、调节气血、补虚泻实等来防治小儿疾病。

正确的推拿方法可以大大提高孩子的抗病能力，减少孩子打针、吃药的概率以及药物对脏腑器官的损害。即使孩子没有生病，推拿对其也有非常大的益处。实践表明，只要家长坚持为孩子推拿，就可以促进孩子的生长发育，提高他们的免疫力，从而让孩子的身体更加强壮健康。毫不夸张地说，小儿推拿可以有病治病，无病强身。所以，掌握小儿推拿，是聪明父母们的育儿必修课。

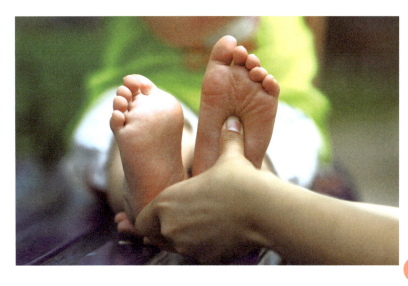

善用推拿和调养，为孩子筑起抗病的防火墙

孩子有着与成人不同的经络穴位

孩子有着与成人不同的特定穴位，这些特定穴位是历代医家在长期医疗实践中总结出的适合小儿特点的穴位，它们不像十四经穴那样相连成经络系统，而是大部分分布在头面和四肢（特别是双手）上，具有点、线、面的特点。

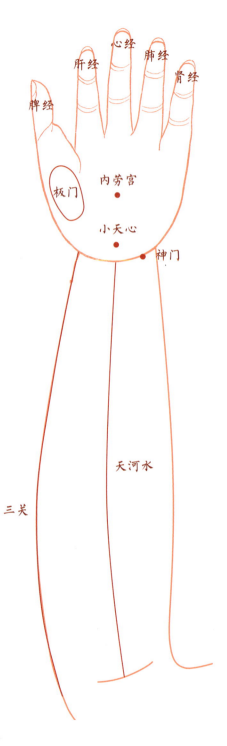

5个手指对应的经络不同

孩子：五个手指尖螺纹面分别对应脾经、肝经、心经、肺经、肾经。

成人：五个手指不代表整条经络。

穴位的形状不同

孩子：孩子的穴位分布在全身各个地方，既有点状穴位，也有根据经络走向呈线状的，还有随着身体区域性反应而呈现出面状的。如小天心、神门、二扇门、一窝风等都是点状的，而三关、天河水、六腑则是线状的，板门、胁肋则是面状的。

成人：成人的穴位几乎都是点状的。

推拿方法有相似也有不同

相似之处：无论是小儿推拿，还是成人推拿，推拿太阳、人中、足三里等穴位的方法是相似的。

不同之处：例如按摩攒竹穴，成人叫按摩攒竹穴，而小儿则叫推天门。

给孩子这样量穴位，又快又准

小儿按摩中所说的"寸"，指的是"同身寸"，即孩子自身身体的长度单位。判断孩子的同身寸，有三种方法。

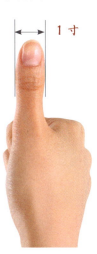

横指同身寸
将孩子食指、中指、无名指和小指四指并拢，以中指中节横纹处为准，四指横量为3寸。

拇指同身寸
以孩子拇指指关节的宽度为1寸，主要适用于四肢的直寸取穴。

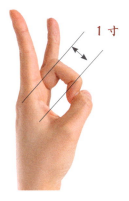

中指同身寸
以孩子的中指中节屈曲时手指内侧两端横纹头之间的距离为1寸，可用于四肢取穴的直寸和背部的横寸取穴。

善用推拿和调养，为孩子筑起抗病的防火墙

给孩子推拿，需要注意这些问题

1 孩子吃得过饱或太饿时，不适合做推拿。最好在饭后一两个小时后再推拿。

2 推拿前，家长要洗手，摘去戒指、手镯等饰物；刚剪过的指甲，要用指甲锉锉平，以免划伤孩子的皮肤；冬季推拿时双手宜暖。

3 推拿时，应选择避风、避强光、噪音小的地方；室内应保持安静，空气清新，温度适宜。推拿后，应注意避风，忌食生冷的食物。

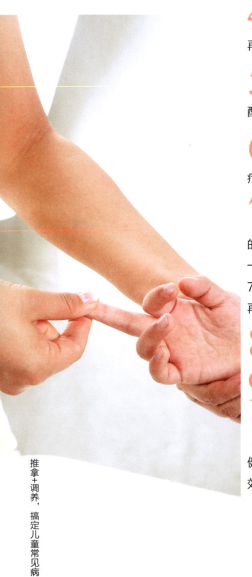

4 切记，在对孩子进行推拿治疗前，必须对孩子进行明确的诊断。如果家长无法确定，则请先送医院就诊，然后再对症施治。

5 给孩子做推拿，一般先从头、面开始，接着是上肢，然后是胸腹、腰背，最后才是下肢；或者先主穴，后配穴。

6 推拿手法中的"拿、掐、捏、捣"等强刺激手法，除急救外，通常放于最后操作，以免孩子哭闹不安，影响治疗进程。

7 通常情况下，孩子推拿1次的时间为10~20分钟。但由于病情和年龄的差异，在推拿次数和时间上也有一定的差别。年龄越大、病情越重,推拿次数越多,时间相对越长。一般每日1次，重症每日2次。需长时间治疗的慢性病以7~10天为1个疗程。1个疗程结束后，可休息几天，然后再开始下1个疗程的治疗。

8 孩子推拿手法的基本要求是：均匀、柔和、舒缓、持久。

9 推拿时要注意孩子的体位姿势，一般选择可使孩子感到舒适，并能消除其恐惧感，同时还便于操作的姿势。

10 对于新病、旧病都有的孩子，哪种病急就先调理哪种病。每次给孩子做推拿最好只针对一种疾病，保健和治疗目的太多、推拿的穴位太杂，会影响最终的治疗效果。

小儿推拿常用的基本手法

小儿推拿作为一种治疗手段，推拿的手法是有一定讲究的。下面是小儿推拿比较常见的几种基础手法。

按法

操作手法

中指按法： 一只手的中指伸直，其余手指弯曲，用中指指端或螺纹面向下按压孩子的穴位处。一般按3~5次。

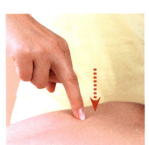

拇指按法： 一只手握空拳，拇指伸直，用拇指指腹向下按压孩子的穴位处，持续一定时间，然后放松，再逐渐用力按压，如此反复操作。操作时，食指中节桡侧轻贴拇指。

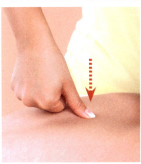

掌按法： 一只手的五指放松伸直，用掌心或掌根向下按压孩子的治疗部位，并持续一定时间，然后放松，再逐渐用力按压，如此反复。

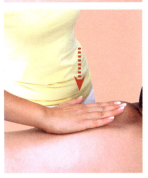

手法要领

指按法多用于点状穴位，如环跳、牙关、百虫等穴；掌按法多用于面状穴位。

注意事项

1. 按法刺激性强，切忌暴力按压，以免损伤孩子的身体。
2. 按法很少单独使用，大多都与揉法结合使用。

摩法

操作手法

指摩法： 一只手的手掌伸直，食指、中指、无名指和小指并拢，然后用四指指腹在穴位或一定部位上做顺时针或逆时针的环形摩动。操作时，前臂主动运动，从而带动腕关节活动。

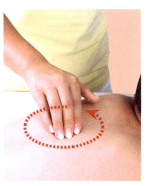

掌摩法： 一只手的手掌伸直，用掌面在穴位或一定部位上做顺时针或逆时针的环形摩动。操作时，一定要通过前臂运动来带动腕关节活动。

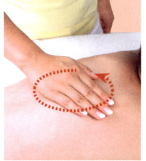

手法要领

摩法多用于胸、腹、胁肋部的面状穴位。

注意事项

1. 操作时，肩、肘、腕都要放松，肘关节微屈，手掌、手指自然伸直。
2. 掌、指着力部分应随腕关节连同前臂一并做环形移动。
3. 摩法应轻柔和缓，速度均匀，动作协调，不要带动皮下的深层组织。
4. 摩法的操作频率保持在每分钟120次左右，急摩为泻，缓摩为补。
5. 根据病情选择摩法的方向和使用的介质。

善用推拿和调养，为孩子筑起抗病的防火墙

掐法

操作手法
用拇指指甲用力刺激穴位。一只手握空拳,拇指伸直,然后用拇指指甲在治疗部位或穴位处逐渐加力掐即可。

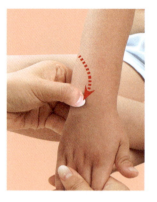

手法要领
掐时要缓缓用力,切忌突然发力。多用于头面、手足部穴位,常用于急症,如急惊风、小儿受惊不安等。

注意事项
1. 掐时应逐渐用力,但切勿掐破皮肤。
2. 在穴位或一定部位处掐3~5次即可,掐后轻揉局部以缓解不适。
3. 掐法很少单独使用,大多都与揉法结合使用。

揉法

操作手法

指揉法: 用一只手拇指或中指的指腹,或者食指、中指、无名指的指腹在穴位或治疗部位上做轻柔和缓、逆时针或顺时针的旋转运动,从而带动该处皮下组织一并揉动。

鱼际揉法: 用一只手大鱼际在穴位或治疗部位处稍微用力做和缓小幅度的顺时针或逆时针环揉动,从而使该处的皮下组织一并揉动。操作时,腕部放松,前臂主动运动,通过腕关节带动着力部分揉动。

掌揉法: 用一只手的掌心或掌根在治疗部位处稍用力做和缓的顺时针或逆时针旋转揉动,从而使该处皮下组织一并揉动。操作时,腕部放松,以肘关节为支点,前臂主动运动,带动腕部及着力部分连同前臂一起揉动。

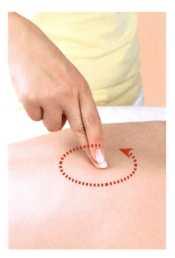
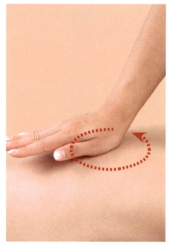
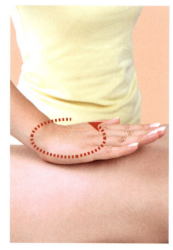

手法要领
1. 刺激小,作用温和,适用于全身各个部位。
2. 鱼际揉法多用于面部;掌揉法多用于腹、腰臀部及四肢肌肉丰满处。

注意事项
1. 操作时,力度要均匀,动作应轻柔有节奏。
2. 操作的频率控制在每分钟160~200次。
3. 操作该法时,手固定在皮肤处不离开,不要在皮肤上摩擦。

推法

操作手法

直推法：用一只手的拇指桡侧或指面，或食指、中指指面，在穴位上做单方向的直线推动。每分钟推 150~250 次。用拇指指面直推时，手握空拳，靠腕部带动拇指；用食指、中指指面直推时，食指、中指并拢伸直，其余手指屈曲合拢，靠腕部摆动带动肘部做适当屈伸活动，以使食指、中指发力。

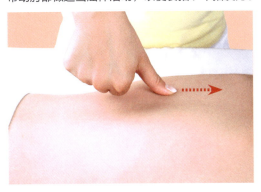

分推法：用两手拇指桡侧，或食指、中指指面自穴位向两旁做"八"字形或"一"字形的推动。每分钟推 20~50 次。操作时，双手用力要均匀柔和，动作要协调，节奏要平稳轻快。

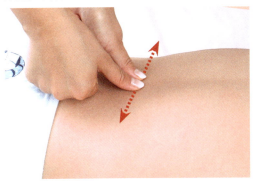

旋推法：用一只手的拇指指面在穴位上做旋转推动，速度稍快，力度稍大。每分钟推 150~200 次。操作时，肩、肘、腕、掌指关节放松，动作连贯，用力均匀，沿直线轴旋转推动，不要歪斜。

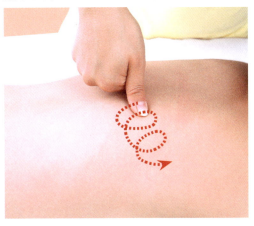

合推法：分推法的反向操作。用拇指指面从穴位两旁向一点推动合拢，每分钟推 20~50 次。

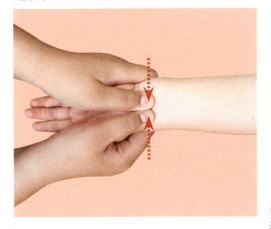

手法要领

1. 直推法用于头面、上肢、胸腹、腰背以及下肢的穴位，如攒竹、膻中、三关等。
2. 旋推法多用于手指指面的五经穴，如脾经、肺经、肾经等。
3. 分推法多用于头面、胸腹、腕掌及肩胛部的穴位，如坎宫、膻中等。
4. 合推法用于手腕大横纹。

注意事项

1. 选择适合病情状况的介质，然后边蘸边推，注意力度，切勿推破皮肤。
2. 根据病情、推拿穴位和部位的需要，注意推拿手法的穴位操作方向以及频率。
3. 推法的力度比摩法、运法重，较揉法轻，具体操作时，需细心揣摩，加以区别。

运法

操作手法

用一只手握住孩子的手指，使其手掌朝上，然后用另一只手的拇指、食指或中指的指腹在穴位或一定部位上做弧形或环形推动。操作时，手指指面一定要紧贴在穴位处，力度轻些，频率控制在每分钟80~120次。

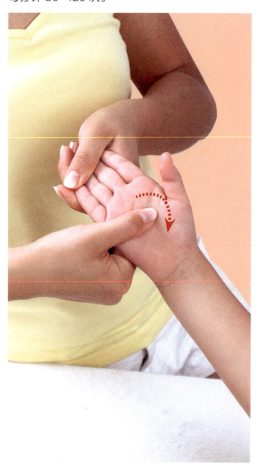

手法要领

常用于头面和手部穴位。

注意事项

1. 操作时要根据病情选用介质。
2. 用力宜轻不宜重。

搓法

操作手法

让孩子正坐，家长用双手掌面着力，附着在肢体两侧，然后用力夹住一定部位，进行快速揉搓，或同时做上下往返搓动。

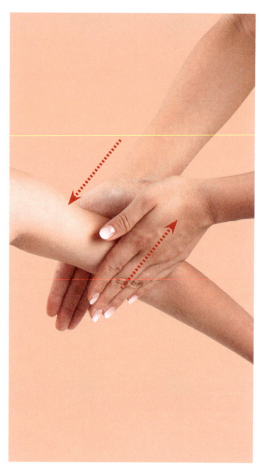

手法要领

多用于四肢及胁肋部的穴位。

注意事项

1. 操作时，被搓揉的部位一定要处于放松状态。
2. 操作时，双手用力应柔和、对称，速度要均匀一致。
3. 切勿用力粗暴，以免损伤孩子的皮肤。

摇法

操作手法

用一只手握住关节近端的肢体，然后用另一只手握住关节远端的肢体，带动关节做和缓、环形的旋转运动。对颈项部进行环转运动称为颈项部摇法，相应的还有肩关节摇法、腕关节摇法、髋关节摇法、踝关节摇法。

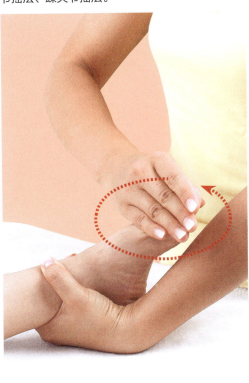

手法要领

多用于落枕、小儿肌性斜颈、颈部组织损伤、髋部伤筋、踝关节扭挫伤等症。

注意事项

1. 操作时，动作应和缓、平稳，双手配合要协调一致。
2. 摇动力度由轻到重、由小到大，但不能使用暴力。

擦法

操作手法

一只手的手掌面或鱼际着力于一定部位，腕关节伸直，以肘或肩关节为支点，前臂或上臂主动运动，从而让手的着力部分在身体表面快速来回摩擦。用全掌着力为掌擦法；用大、小鱼际着力分别为大鱼际擦法、小鱼际擦法。

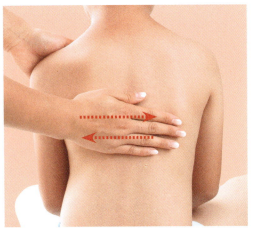

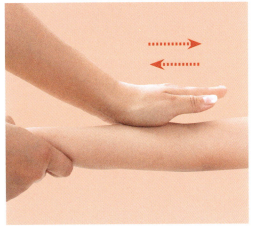

手法要领

多用于胸腹、腰背及四肢部位。

注意事项

1. 操作时，来回摩擦应走直线，不要歪斜。
2. 操作时，动作应连贯，速度要均匀，用力以发热为度。
3. 擦过的部位不宜再使用其他手法，以免损伤该处皮肤。

捻法

操作手法

用一只手的拇指螺纹面与食指桡侧缘或螺纹面,捏住孩子的治疗部位,拇指、食指主动运动,稍用力快速上下捻动,如同捻线一般。

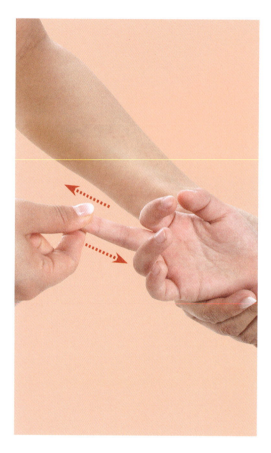

手法要领

1. 拇指、食指指面相对用力捻动时,揉劲宜多,捻劲宜少。
2. 动作要灵活轻巧、快速连贯。
3. 捻动力量要均匀柔和,移动要慢,做到紧捻慢移。
4. 多用于手指、足趾小关节部位的穴位。

注意事项

1. 捻动幅度不要过大,用力不可生硬。
2. 操作时要辅以介质,比如爽身粉。

捣法

操作手法

一只手握住孩子的手,使其掌心向上,另一只手的手腕自然下垂,前臂主动运动,通过腕关节的屈伸运动,带动中指端或食指、中指屈曲的指间关节,做有节奏的叩击动作。

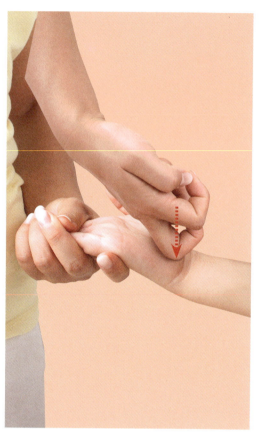

手法要领

1. 操作时,指间关节放松,腕关节主动屈伸,形同指击状。
2. 对准穴位捣击,用力要稳,动作要有节奏和弹性。每个穴位捣 5~20 次。
3. 多用于小天心穴和承浆穴。

注意事项

捣击时不要用暴力。

刮法

操作手法
让孩子平卧于床上或取坐位，家长用拇指桡侧或食指、中指螺纹面，或手握汤匙、铜钱、玉环等器具，蘸点润滑液，用其光滑的边缘在孩子治疗部位的皮肤上，做自上而下或由内向外的直线刮动。

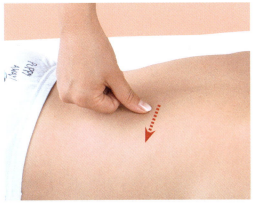

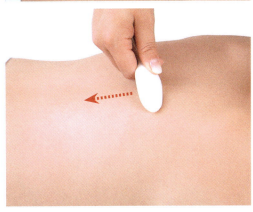

手法要领
1. 刮动时用力均匀适当。刮时应紧刮慢移，以皮肤呈现紫红色为宜。
2. 选用器具必须光滑清洁。
3. 常选用麻油、清洁凉水、薄荷水等为介质。
4. 多用于眉心、颈项、背部等的穴位，常用于治疗中暑。

注意事项
1. 操作时不要刮破皮肤。
2. 操作力度以孩子能接受为准。
3. 切忌不使用介质直接刮动。

捏法

操作手法
拇指后位捏脊： 让孩子俯卧，露出被捏的部位，家长将双手握成半握拳状，掌心向下，拳眼相对，再用拇指桡侧缘顶住孩子龟尾的两侧皮肤，食指、中指前按，拇指、食指、中指一并用力提拿，自下而上，双手交替捻动至大椎处。

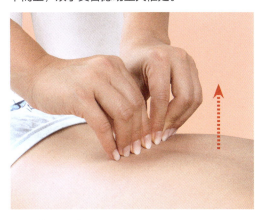

拇指前位捏脊： 让孩子俯卧，露出被捏的部位，家长将双手握成空拳状，拳心相对，拳眼向前，两手拇指伸直前按，食指微屈，然后用食指中节桡侧顶住孩子龟尾处两侧皮肤，拇指、食指同时用力提捻皮肤，自下而上，双手交替捻动至大椎处。

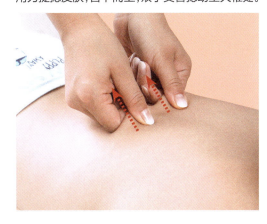

注意事项
1. 多用于脊背部，也可称为捏脊。
2. 肩、肘、腕放松，手指捻动要灵活，力度要均匀。
3. 操作频率为每次3~5遍，通常先做3遍捏法，再做2遍提捏法。提捏法就是捻动经过相应的穴位时用力提拿。

拿法

操作手法

用单手或双手的拇指和其他手指的指面相对用力,捏住穴位或部位,然后逐步收紧提起,进行一紧一松、连续不断的拿捏。操作时,腕掌自然蓄力,拇指与其他手指相对用力提拿,关键是要用拇指面着力。提拿次数以1~3次为宜。

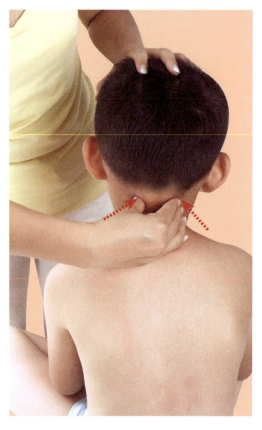

手法要领

常用于颈项、肩部和四肢的穴位。

注意事项

1. 操作之前,一定要将指甲修好,以免指甲损伤皮肤。
2. 操作时不要突然发力,或用力过大,拿捏时间不宜过长。
3. 拿法刺激性较强,因此经常与捏法配合使用,先拿后捏或先捏后拿,组成拿捏法。
4. 如果单纯使用拿法,应放在治疗最后进行。施行拿法后,可以使用揉法,以缓解不适。

捏挤法

操作手法

让孩子平卧或正坐,家长用两手拇指、食指捏住一定部位的皮肤,然后相对用力向中央捏挤,从而使局部皮肤变成紫红色或紫黑色。操作时,两手指尖相对,以相距1厘米为宜。每个穴位或部位应捏挤1~3次,且动作要轻,速度要快。

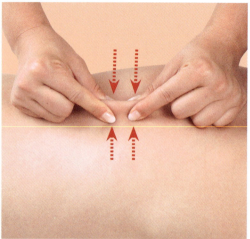

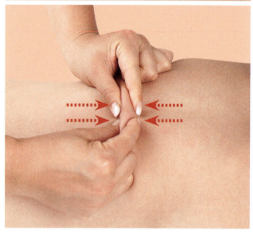

手法要领

多用于颈项部和胸骨上端等部位的穴位,如天突穴等。

注意事项

1. 操作时,动作一定要熟练灵活。
2. 捏挤范围切勿过大。
3. 捏挤次数不宜过多。
4. 本法使人有一定痛苦感,一般在最后操作。

选择推拿介质有讲究

给孩子推拿时，需要一定的推拿介质，这些推拿介质能使皮肤润滑，防止孩子的皮肤被擦伤。常用的比较适合孩子的推拿介质有爽身粉、滑石粉、薄荷水和凉水。

爽身粉

来源： 网上或大型超市都有小儿爽身粉出售。

作用： 润滑皮肤，吸水。

适用范围： 一年四季，各种病症均可使用，也是最常用的一种介质。

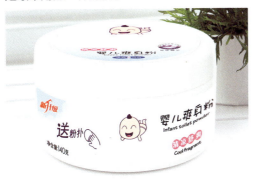

滑石粉

来源： 可从网上或正规药店购买医用滑石粉。

作用： 润滑皮肤。

适用范围： 一年四季，各种病症均可使用。

薄荷水

来源： 5克薄荷脑与100毫升75%乙醇溶液混合而成；或将少许薄荷叶用水浸泡后去渣取汁而成。

作用： 润滑皮肤，辛凉解表，清暑退热。

适用范围： 多用于夏季，适用于风热感冒、暑热所致的发热、咳嗽等症。

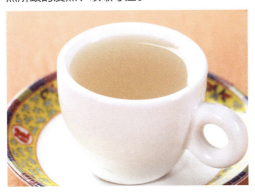

凉水

来源： 自来水或矿泉水。

作用： 清凉退热，润滑皮肤。

适用范围： 一般用于孩子感冒发烧时。

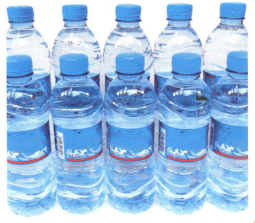

善用推拿和调养，为孩子筑起抗病的防火墙

科学调养，让食物强健孩子的身体

若要小儿安，三分饥与寒

孩子正处于生长发育最旺盛的时期，对各种营养物质的需求比较大，但是，这是不是意味着一定要让孩子多吃呢？是不是每顿都吃到小肚子鼓起来才算够？中医认为，孩子的消化功能比较脆弱，食物吃得太多，容易造成脾胃损伤，继而出现各种消化系统疾病，比如便秘、腹泻、呕吐等。长期过度进食，还会引起积食，严重的还可能导致孩子消化不良，影响孩子正常的生长发育。

在孩子吃饭的问题上，我们还是应该遵循老祖宗的教诲，不要让孩子吃得太饱，一般七分饱为宜。为了满足孩子生长发育的需要，可以遵循少食多餐的原则，让孩子获取身体发育所需的足够营养。其实，适当的饥饿还可以增强孩子的肠胃耐受力，减少疾病的发生。

关于孩子的衣着，中医认为，孩子属于纯阳之体，新陈代谢比成人要旺盛很多；而且孩子又比较好动，喜欢攀爬跳跃，很容易流汗。如果给孩子穿得过多，孩子体内的热量无法及时散发出去，长期积蓄在体内，孩子会更容易生病。

其实，让孩子适当冻一冻，还可以帮助孩子提高身体免疫力。寒冷能刺激皮肤，增强孩子的免疫力，强化机体的温度调节机制，使孩子更加适应环境。这样，孩子才会少生病，身体才会更强壮。

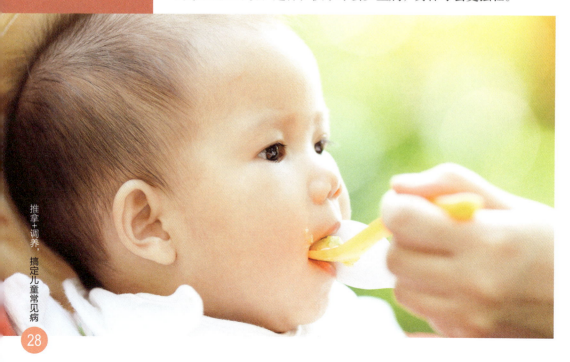

药食本同源，吃对食物很重要

在遥远的古代，为了生存，人类在与自然界和疾病的斗争过程中，逐步认识了各种各样的动植物。那时人们尚不知这些动植物还有药食之分，只知道有些有毒，有些无毒。随着经验的积累，人们逐渐将这些动植物分成了药物和食物两种，食物可充饥，药物能祛病疗疾。但从本质上来看，无论是食物还是药物，人们食用的目的都是满足人体的营养和健康需求。

然而"是药三分毒"，虽然药物在治愈疾病方面效果显著，但若过分依赖药物，则可能给身体带来伤害。正如《黄帝内经》所说："大毒治病，十去其六；常毒治病，十去其七；小毒治病，十去其八；无毒治病，十去其九，谷肉果菜，调养尽之，无使过之，伤其正也。"意思是说，用药性猛烈的中药治病，到病去六分的时候就要停止使用；用药性平和的中药治病，到病去七分的时候就要停止用药；用药性轻微的中药治病，到病去八分的时候就要停止用药；而用无毒性的药物治病，才能用到病去九分，然后再用日常食物"谷肉果菜"等来加以调养，祛除病根，恢复人体正气。

所以，从日常养生的意义上来说，食物有着比药物更为重要的地位。对孩子而言，饮食的选择和安排尤其重要。孩子"脏腑娇嫩，形气未充"，极易受到外界环境的影响，合理的饮食和护理就显得十分重要。孩子生病的时候，机体虚弱、脏腑功能下降，合理的饮食可以帮助机体恢复；当孩子健康的时候，合理的饮食安排可以保证其营养需求，促进孩子的生长发育，增强身体免疫力，防病于未然，符合中医"上医治未病"的预防思想。

根据孩子体质来，调养也要对症

中医把人的体质分为健康体质、虚性体质、湿性体质、寒性体质、热性体质和过敏体质。孩子的体质相对于成人来说要弱很多。在给孩子进行调养时，需要根据每个孩子的不同体质特征来对症调养。

体质类型	健康体质	虚性体质	湿性体质	寒性体质
体质表现	身体结实，面色红润，眼神灵活，嘴唇红润，吃饭香，精力旺盛，声音饱满，大便如香蕉状，小便清明透亮	脸色暗淡，缺少光泽，个别孩子面黄肌瘦，皮肤松弛，易盗汗；少气懒言，不爱活动	体形虚胖，肌肉松软不丰，倦怠懒动，消化功能差	四肢容易冰凉，面色苍白，舌苔偏白，大便稀软，尿多色淡，喜欢吃温热的食物，无精打采，不爱活动
体质特点	很少生病，免疫力较强，感冒发热时通过调养可很快恢复健康	免疫力较差，容易体虚盗汗，饭量小，挑食	孩子易受湿邪所侵和饮食所伤进而引发咳嗽、哮喘、呕吐、湿疹等病症	多见贫血、怕冷、爱生病
调养事项	饮食均衡，适量运动，坚持三分饥与寒，少给孩子吃寒凉食物	多给孩子吃一些气血双补的食物，如米汤、桂圆水、枣泥等	应该多给孩子吃一些健脾化湿、温阳化气的食物。少给吃冷饮以及肥甘厚腻的食物	不要让孩子一次吃太饱，适当多吃温热食物，如羊肉、牛肉、龙眼、糯米等，少吃生冷寒凉食物

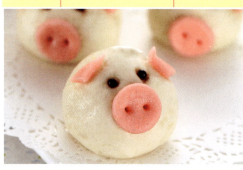
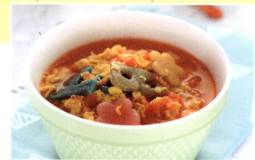

体质类型	热性体质	过敏体质
体质表现	体形壮实，颜面潮红，眼睛容易有血丝，口干舌燥，容易便秘，经常烦躁，没耐心，喜欢大喊大叫	对药物、食物、气味、花粉过敏
体质特点	孩子多肺热，容易出现热咳。睡觉不踏实，喜欢翻腾	容易患过敏性咳嗽、过敏性鼻炎、湿疹等疾病
调养事项	以清热祛火的食物为主，可以多吃绿豆、海带、梨、菱角、菊花、丝瓜、鸭肉等	避免食用易引起过敏的食物，多吃一些益气固表的食物，如蜂蜜、红枣、燕麦等

对照上表判断孩子属于哪种体质或者介于哪些体质之间，然后有针对性地调整孩子的饮食，做好疾病预防工作。当然，随着环境、气候、饮食等的变化，孩子的体质也会发生变化，只需对应调整饮食方案，就可为孩子的健康保驾护航。

善用推拿和调养，为孩子筑起抗病的防火墙

良好的饮食习惯令孩子受益终生

孩子的饮食习惯是在日常生活中逐渐养成的,这些习惯一旦养成,将会伴随孩子一生。若是养成了不良的饮食习惯,就会影响孩子的健康成长。下面是一些常见的不良饮食习惯,如果你的孩子也有这些不良习惯,赶紧帮他纠正过来。

边吃饭边玩耍

很多孩子都喜欢边吃边玩,有时候还要父母追着喂饭。殊不知,孩子玩的时候嘴里含着食物,很容易发生食物误入气管的情况。轻者出现剧烈的呛咳,重者可能导致窒息。再说,孩子这样吃饭,家长也跟着遭罪。

饮食不规律

孩子饮食不规律和大人的生活习惯有很大关系。比如父母平时因为工作忙,一日三餐时间不固定或是没有规律,很容易影响到孩子的日常饮食;比如,一到周末父母喜欢带着孩子出去玩,餐食常常在外面解决;有时候也会因为特殊情况,比如赶车或是外部条件的限制,孩子不能按时吃饭或经常用零食充当正餐。这些都会影响孩子肠胃的健康发育,父母需要多注意。

边吃饭边看电视

这个习惯大多数是父母惯出来的。有时候为了让孩子乖乖吃饭,父母会通过看电视来诱惑孩子。这种习惯一旦养成,以后孩子吃饭时一定要开电视,不看电视就不吃饭。边看电视边吃饭,不仅不利于食物的消化,时间久了,还可能影响孩子的视力,让孩子变成一个近视宝宝。

挑食

好吃的就吃到撑得不行了,不好吃的索性不吃,正餐不好好吃,零食却不断嘴……这样的饮食习惯,也会导致孩子的肠胃功能降低。挑食还会导致孩子出现营养不均衡,严重的还会出现肥胖、贫血、营养不良等。

吃太多的营养品

孩子正在长身体,有的父母担心孩子营养不够,会给孩子补充各种高蛋白质、高糖的营养品。这些营养物质积存在孩子的肠胃里,消化不了,会引起肠道功能失调,形成肠痉挛、胃胀痛,也会给肠胃添加负担,不利于孩子正常发育。

帮助孩子从小养成良好的饮食习惯,不仅能为孩子健康成长加分加力,还能减少父母喂养的许多烦恼,孩子一生都会受益无穷。

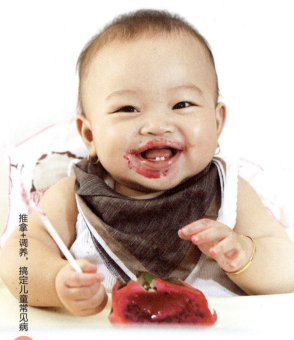

上医治未病，
推拿+调养
助孩子远离疾病

健脾养胃，让孩子吃得香、吸收好

小儿脏腑娇嫩，脾胃功能尚未发育完全，极易被饮食和外邪所伤。此外，由于孩子生长发育迅速，对营养物质的需求较多，其脾胃消化吸收饮食的负担较大。在这种情况下，脾胃只有健康正常地运转，才能保证营养物质的充分供给，从而为孩子的健康成长奠定坚实的基础。

扫码看健脾养胃，让孩子吃得香、吸收好推拿演示视频

健脾和胃推拿法

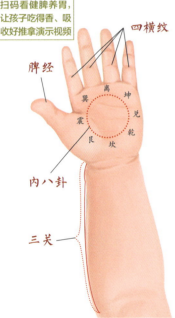

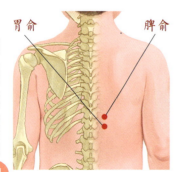

推三关

三关： 位于前臂桡侧，腕横纹至肘横纹成一直线。

做法： 用一只手握住孩子的一只手，然后用另一只手拇指桡侧面或食指、中指的指面从孩子的手腕推向肘部，推 100~300 次。

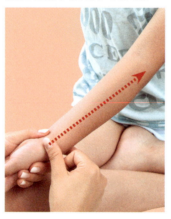

揉四横纹

四横纹： 位于食指、中指、无名指、小指掌侧近端指关节处。

做法： 将孩子一只手的四指并拢，家长一只手的拇指端桡侧面着力，从孩子的食指横纹滑向小指横纹，左、右手各揉 3~5 分钟。

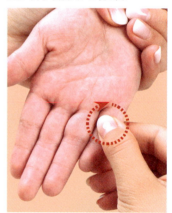

运内八卦

内八卦： 位于手掌面，以掌心为圆心，从圆心至中指根横纹约 2/3 处为半径，画一圆即是。分为乾宫、坎宫、艮宫、震宫、巽宫、离宫、坤宫、兑宫八宫。

做法： 用一只手托住孩子的四指，使掌心向上，拇指按在孩子的离宫处，然后用另一只手的食指、中指夹住孩子的腕关节，以拇指螺纹面用运法从乾宫起经坎宫、艮宫、震宫、巽宫、离宫、坤宫至兑宫止，运 100 次。

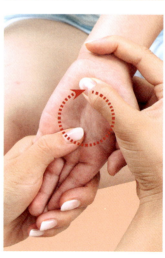

补脾经

脾经： 位于拇指桡侧缘或拇指螺纹面。

做法： 用一只手将孩子的拇指屈曲，用另一只手的拇指螺纹面顺着孩子拇指桡侧缘由指尖向指根方向直推 100~300 次。

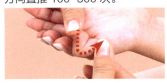

揉腹

做法： 用一只手的手掌面在孩子的脐部及其周围顺时针旋转揉 5 分钟。

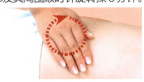

捏脊

做法： 让孩子俯卧，背部裸露，在孩子背上涂抹适量滑石粉。家长将双手的中指、无名指和小指握成半拳状，食指半屈，拇指伸直对准食指前半段，然后顶住孩子的背部皮肤，拇指、食指前移，提拿皮肉，同时向上捻动，自脊柱两侧双手交替向前推动至大椎两旁。每天睡前给孩子捏 3~5 遍。

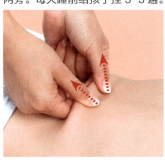

点按脾俞、胃俞

脾俞： 位于背部，在第 11 胸椎棘突下，左右各旁开 1.5 寸处。

胃俞： 位于背部，在第 12 胸椎棘突下，左右各旁开 1.5 寸处。

做法： 用拇指或中指点按孩子的脾俞、胃俞各 20 次。

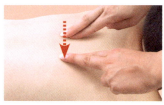

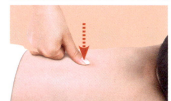

贴心提示

建议在清晨或是饭前施行推拿；每次推拿 10~20 分钟，长期坚持，效果明显。

健脾养胃的饮食方案

脾与胃是人体重要的消化代谢器官，二者相互配合，共同为人体其他器官服务。但是，孩子的脾胃比较娇嫩，很容易受到损伤，从而影响机体的正常运行。养好孩子的脾和胃，孩子才会吃饭香、胃口好。

饮食调养原则

1. 多给孩子吃细软的食物。

2. 帮助孩子养成定时定量用餐的习惯，不过度饥饿，也不暴饮暴食。

3. 喝水要避开饭前饭后的时段，以免造成消化不良。

4. 多给孩子吃蔬菜和水果，增强免疫力。

调养食谱：三米桂圆粥

原料： 薏米 30 克，紫米、糯米各 80 克，红枣 7 颗，桂圆肉、红糖各 25 克。

做法： 1. 将薏米、紫米、糯米洗净；红枣去核洗净切成小瓣。

2. 将三米放入锅内，加适量水同煮至水沸，转小火煮至八成熟，再加入红枣、桂圆肉、红糖煮熟即可。

功效： 健脾开胃、补益气血，适合脾胃虚寒、体质虚弱的儿童食用。

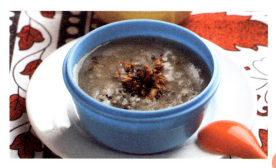

强肺保肺，孩子少咳嗽、少感冒

孩子的脏腑娇嫩，不耐受寒热，极易受到外邪侵袭。肺位于胸口，外合皮毛，而推拿在体表肌肤操作，可将力量传到肺部，因而能起到直接调节肺部功能的作用。

强肺保肺推拿法

点按风池
风池： 位于枕骨下，胸锁乳突肌与斜方肌上端之间的凹陷处。
做法： 用一只手的拇指和食指点按孩子的风池20次。

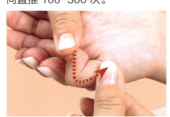

揉外劳宫
外劳宫： 在手背中，第2、3掌骨之间，掌指关节后0.5寸处。
做法： 用一只手的拇指或掌根揉孩子的外劳宫300次。

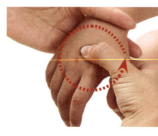

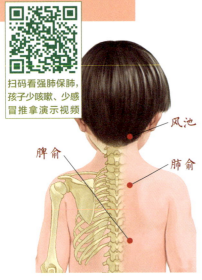

补脾经
脾经： 位于拇指桡侧缘或拇指螺纹面。
做法： 用一只手将孩子的拇指屈曲，用另一只手拇指螺纹面顺着孩子拇指桡侧缘由指尖向指根方向直推100~300次。

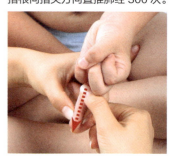

清肺经
肺经： 位于无名指末节螺纹面。
做法： 用一只手捏住孩子的无名指，用另一只手的拇指螺纹面从指根向指尖方向直推肺经300次。

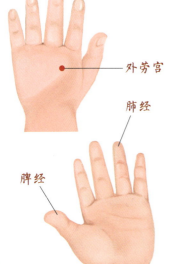

推两肋
做法： 用两手手掌分推孩子前胸的两肋各3~5遍。

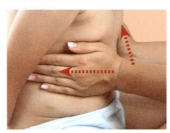

推肩胛骨
做法： 用两手手掌分推孩子背部的两肩胛骨边缘各30次。

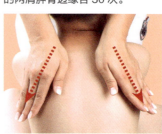

点按肺俞、脾俞

肺俞： 位于背部，在第 3 胸椎棘突下，左右各旁开 1.5 寸处。

脾俞： 位于背部，在第 11 胸椎棘突下，左右各旁开 1.5 寸处。

做法： 用两手食指或中指点按孩子的肺俞、脾俞各 20 次。

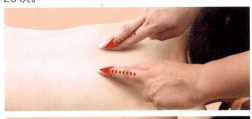

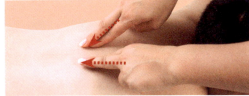

搓背

做法： 用一只手的手掌自上而下搓孩子的背部 5 遍。

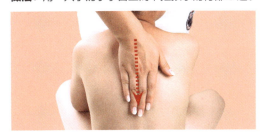

捏脊

做法： 让孩子俯卧，背部裸露，在孩子背上涂抹适量滑石粉，家长将双手的中指、无名指和小指握成半拳状，食指半屈，拇指伸直对准食指前半段，然后顶住孩子背部皮肤，拇指、食指前移，提拿皮肉，同时向上捻动，自脊柱两侧双手交替向前推动至大椎两旁。每天睡前给孩子捏 3~5 遍。

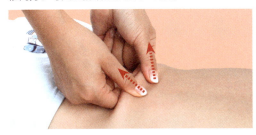

强肺润肺的饮食方案

孩子的脏腑娇嫩，还没有发育完善。可以多给孩子吃一些强肺润肺的食物，帮助孩子增强免疫力、抵御外邪侵袭，让孩子少生病。

饮食调养原则

1. 饮食温热适宜，不要吃生冷的食物，少吃巧克力和薯片、虾条等油炸食物。

2. 饮食清淡，少吃辛辣等有刺激性的食物，以清淡、爽口为宜。

3. 天气干燥时，要多补充水分和多吃有润肺功效的食物，如藕、梨、银耳等。平时多吃富含锌和维生素 C 的食物，如猕猴桃、橙子、金针菇、苹果等，以提高身体免疫力。

调养食谱：百合山药粥

原料： 百合 10 克，山药 50 克，粳米 30 克，冰糖适量。

做法： 1. 将山药洗净，削去表皮，切成薄片。

2. 粳米淘洗干净后与山药一同入锅，加水煮成粥。

3. 粥快熟时加入洗净的百合，再放入冰糖煮至溶化即可。

功效： 百合有补肺润肺的功效。

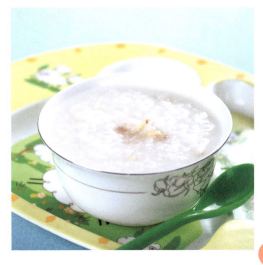

润肠通便，守护肠道健康

孩子出现了便秘，你会使用肥皂条、肥皂水以及开塞露来帮助孩子通便吗？以上通便方法对孩子的健康都有一定的损害，长期使用还可能使孩子产生依赖性，不利于孩子自主排便。坚持给孩子做润肠通便的按摩，就可以有效缓解孩子的便秘症状。

扫码看润肠通便，守护肠道健康推拿演示视频

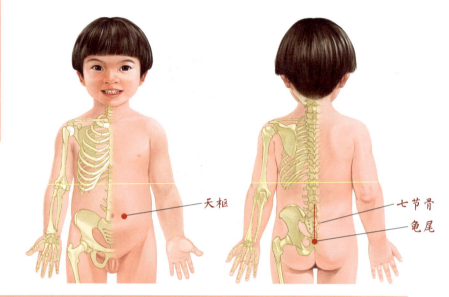

天枢　七节骨　龟尾

润肠通便推拿法

揉天枢
天枢： 位于腹部，横平脐中，前正中线旁开2寸处。
做法： 用一只手的食指或中指揉孩子的天枢，两边各50~100次。

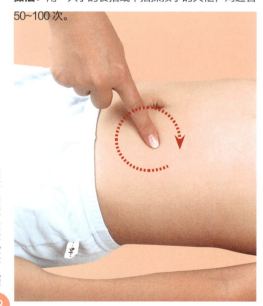

摩腹
做法： 让孩子平躺，用一只手的四指指腹或全掌着力做顺时针旋转摩腹。每次5分钟。

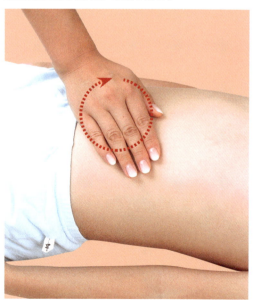

推下七节骨

七节骨：自背部正中线第 4 腰椎至尾椎上端成一直线。

做法：让孩子俯卧，用一只手的拇指或食指、中指指腹自上而下直推孩子的七节骨 100~300 次。

揉龟尾

龟尾：位于尾椎的骨端。

做法：用一只手的拇指或中指揉孩子的龟尾 100~300 次。

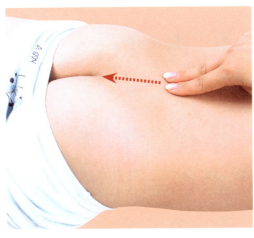
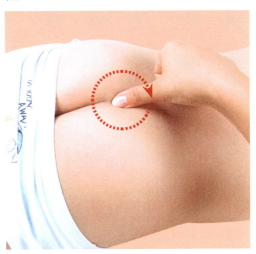

食物调养，远离小儿便秘

对于孩子来说，如果吃得比较少，消化后的残渣就少，大便也就不多。针对哺乳期的孩子，如果奶中糖含量不足，孩子的大便也会干燥，易出现便秘现象。所以，食物对孩子便秘的影响非常大。

饮食调养原则

1. 喜欢吃肉类食物、油炸食物、甜点等的孩子一般都有便秘现象。应避免让孩子过多摄入此类食物，多给孩子吃蔬菜、水果，多喝水。

2. 提供给孩子足够的膳食纤维。

3. 补充足够的水分，多喝水有利于预防孩子便秘。如果孩子隔几个小时会固定排尿，并且小便颜色清淡，则表示水分补充充足。反之，

推荐食材

红薯：除含有碳水化合物、维生素等多种营养成分外，还含有大量的膳食纤维，多吃红薯，对预防和缓解便秘有很好的效果。

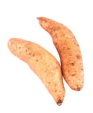

蜂蜜：能补中润肺、润肠解毒，是一种良好的润滑剂。适当给孩子饮用蜂蜜水，对预防和缓解便秘有一定作用。

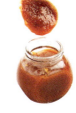

土豆：有健脾和胃的调养功效，因其含有大量膳食纤维，也有通利大便的作用。适宜于脾胃虚弱、便秘的孩子食用。

预防盗汗和自汗,让孩子远离体虚

孩子是纯阳之体,即使天气不热,穿得不多,也没有剧烈活动,孩子也常常一头汗,尤其是在睡觉的时候,他躺过的地方都会有一个湿湿的印子。这是因为孩子的脾和胃尚在发育中,神经发育还不完善,因此才会有生理性出汗现象。平时为孩子做做按摩,可以有效止汗。

扫码看预防盗汗和自汗,让孩子远离体虚推拿演示视频

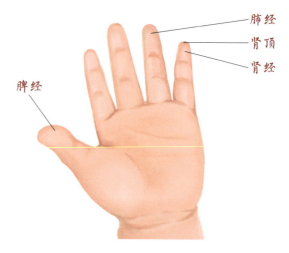

肺经　肾顶　肾经　脾经

预防盗汗和自汗推拿法

补肺经
肺经： 位于无名指末节螺纹面。
做法： 用一只手捏住孩子的无名指,用另一只手的拇指螺纹面从指尖向指根方向直推肺经300次。

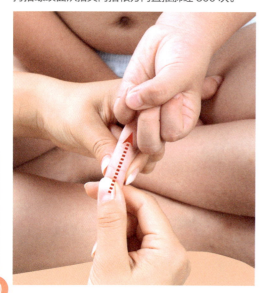

补肾经
肾经： 位于小指末节螺纹面。
做法： 用一只手捏住孩子的小指,用另一只手的拇指螺纹面从指根向指尖方向直推肾经100~300次。

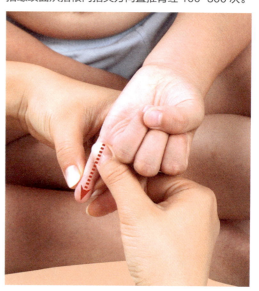

补脾经

脾经： 位于拇指桡侧缘或拇指螺纹面。
做法： 用一只手将孩子的拇指屈曲，用另一只手的拇指螺纹面顺着孩子拇指桡侧缘由指尖向指根方向直推 100~300 次。

揉肾顶

肾顶： 位于小指顶端。
做法： 用一只手的中指或拇指指端按揉孩子的小指顶端，揉 100~500 次。
注意事项： 自汗或多汗者，一般早上按摩。感冒、发热时可暂停。

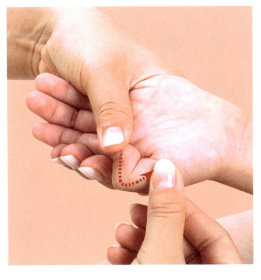
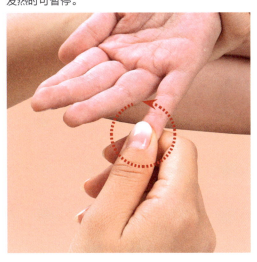

帮助孩子缓解盗汗和自汗的饮食方案

孩子盗汗和自汗现象比较常见，父母需要注意均衡孩子的膳食。多给孩子吃一些补益气血的食物，可以帮助孩子改善盗汗和自汗现象。

饮食调养原则

1. 多喝水，以防大量出汗，造成身体脱水。

2. 盗汗会使身体损失大量 B 族维生素及维生素 C，应多食麦类、糙米、蔬菜和水果之类的食物。

3. 忌食辛辣、刺激性食物，如葱、姜、韭菜、蒜以及芳香调料等；忌食高脂肪、高热量、高盐类的零食，如油炸薯片、锅巴、方便面等。

推荐食材

莲子： 味甘、性平，入心、肾、脾三经，具有补脾、益肺、养心、益肾等调养功效。经常盗汗和自汗的孩子，可以适当食用莲子。

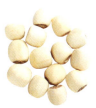

黄芪： 味甘、性微温，入脾、肺经。黄芪具有补气、固表止汗的作用，请在中医师指导下使用。

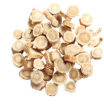

天门冬： 性寒、味微苦，有滋阴、润燥、清肺、降火的功效。

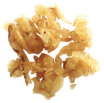

健脑益智，给孩子一个最强大脑

人的智力与脑的活动能力密切相关。脑活动能力强，代表智力水平高，人比较聪明；脑活动能力差，代表智力水平低，人比较愚笨或迟钝。健脑益智按摩可以促进孩子的智力发育，使其成为一个聪明的人。

健脑益智推拿法

摩囟门
囟门： 位于前发际正中直上2寸处。
做法： 将一只手的食指、中指、无名指三指并拢，在孩子囟门处轻轻抚摩2分钟，可顺时针与逆时针交替进行。

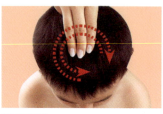

揉印堂
印堂： 位于前额部，两眉头间连线与前正中线之交点处。
做法： 用一只手的拇指或中指指腹按揉孩子印堂50次。

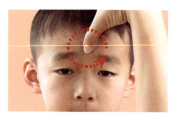

推三关
三关： 位于前臂桡侧，腕横纹至肘横纹成一直线。
做法： 用一只手握住孩子的手，然后用另一只手的拇指桡侧面或食指、中指指腹从孩子的手腕推向肘部，推100~300次。

补脾经
脾经： 位于拇指桡侧缘或拇指螺纹面。
做法： 用一只手将孩子的拇指屈曲，用另一只手的拇指螺纹面顺着孩子拇指桡侧缘由指尖向指根方向直推100~300次。

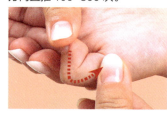

补肾经
肾经： 位于小指末节螺纹面。
做法： 用一只手捏住孩子的小指，用另一只手拇指螺纹面从指根向指尖方向直推肾经100~300次。

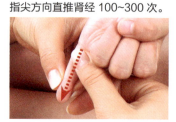

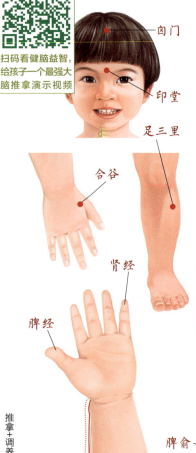

点按心俞、肝俞、脾俞、肾俞

心俞：位于背部，在第5胸椎棘突下，左右各旁开1.5寸处。

肝俞：位于背部，在第9胸椎棘突下，左右各旁开1.5寸处。

脾俞：位于背部，在第11胸椎棘突下，左右各旁开1.5寸处。

肾俞：位于背部，在第2腰椎棘突之间，左右各旁开1.5寸处。

做法：用一只手的拇指或中指、食指点按孩子的心俞、肝俞、脾俞、肾俞各30次。

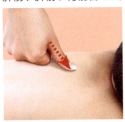 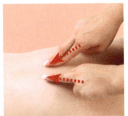
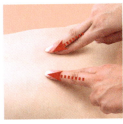 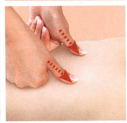

按揉曲池、合谷、足三里

曲池：位于肘部，曲肘，横纹尽处，即肱骨外上髁内缘凹陷处。

合谷：位于手背第2掌骨桡侧的中点处。

足三里：位于小腿外侧，外膝眼下3寸处。

做法：用一只手的拇指或中指指腹按揉孩子的曲池、合谷、足三里各20次。

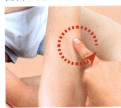 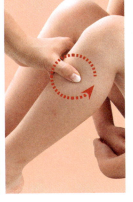
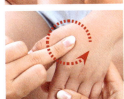

捏脊

做法：让孩子俯卧，背部裸露，在孩子背上涂抹适量滑石粉。家长将双手的中指、无名指和小指握成半拳状，食指半屈，拇指伸直对准食指前半段，然后顶住孩子的背部皮肤，拇指、食指前移，提拿皮肉，同时向上捻动，自脊柱两侧双手交替向前推动至大椎两旁。每天睡前给孩子捏3~5遍。

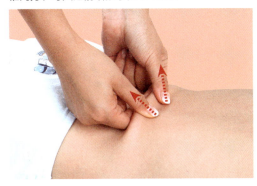

科学调养，促进孩子智力发展

有研究证实，某些食物有助于头脑的思考。对于孩子来说，常吃这些食物，可以促进脑神经细胞活跃，增强思考及记忆力，促进智力发展。

深色绿叶菜：含有丰富的维生素 B_6 及维生素 B_{12}，可以防止类半胱氨酸氧化，类半胱氨酸氧化、缺失会引起认知障碍。

鱼类：鱼肉中含有对神经系统具有保护作用的 ω-3 脂肪酸，有助于健脑。

豆类及其制品：富含优质蛋白质和八种人体必需的氨基酸。这些物质都有助于增强脑血管的机能。另外，豆类及其制品还含有卵磷脂、丰富的维生素及矿物质，特别适合儿童食用。

核桃和芝麻：可为大脑提供充足的亚油酸、亚麻酸等分子较小的不饱和脂肪酸，可以排除血管中的杂质，提高大脑的活动能力。

明目护睛，孩子不近视

眼睛是人体的重要器官，对生活、工作、学习至关重要，故须从小养成保护眼睛的好习惯。眼保健按摩法通过按摩刺激穴位，可达到疏通经络、调和气血、增强眼周围肌肉的血液循环、缓解眼部疲劳的作用。

明目护睛推拿法

开天门
天门：两眉中间至前发际成一直线。
做法：用拇指从孩子印堂上推至前发际，两手交替操作 30~50 次。

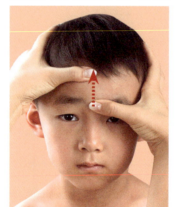

运太阳
太阳：位于眉梢与眼角延长线相交处，眉后按之凹陷处。
做法：用两手拇指从孩子额中向两侧分抹至太阳穴 30~50 次。

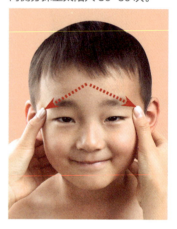

点揉太阳
太阳：位于眉梢与眼角延长线相交处，眉后按之凹陷处。
做法：用两手拇指或中指点揉太阳穴 1 分钟。

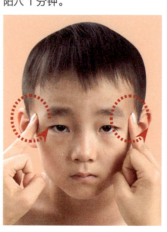

揉抹眼眶
做法：用两手拇指揉抹孩子眼眶 30~50 次。

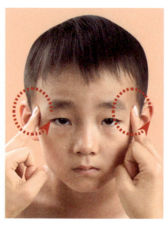

按揉睛明、鱼腰、阳白、瞳子髎、四白

睛明： 在面部，目内眦角稍上方凹陷处。
鱼腰： 在额部，瞳孔直上，眉毛中间。
阳白： 在额部，瞳孔直上，眉上1寸处。
瞳子髎： 在面部，眼眶外侧缘处。
四白： 在面部，瞳孔直下，在眼球与眼眶下缘之间。
做法： 用拇指、中指或食指指腹按揉孩子以上穴位各50次。

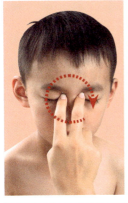
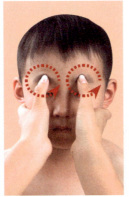
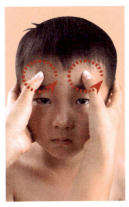
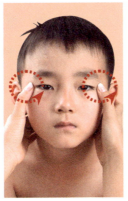
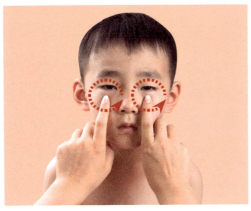

吃对了，孩子眼睛更明亮

现在，越来越多的孩子迷恋上电子设备，使视力受到影响。家长除控制孩子使用电子设备的时间外，通过健康的饮食同样可以保护孩子的视力。下面这些食物对眼睛有益处，父母不妨让孩子多吃一些。

胡萝卜： 含有丰富的维生素A，对保护眼睛有很大帮助。

菠菜： 可以预防眼类疾病，菠菜中含有一种叫作黄体素的类胡萝卜素，可以预防白内障和黄斑变性。

水果： 含有丰富的维生素C，可以消除自由基对眼睛造成的伤害，建议多给孩子吃一些猕猴桃、橙子、柚子等水果。

豆制品： 含有人体必需的对眼睛有益的脂肪酸、植物雌激素、维生素E和天然抗炎剂。豆奶、黄豆、大豆乳酪等都可以让孩子常吃。

鸡蛋： 含有半胱氨酸、硫、卵磷脂、氨基酸和黄体素，这些物质可以保护眼睛、增强视力。

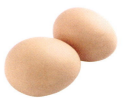

鱼类： 鱼肉中富含的ω-3脂肪酸对视力非常有好处，要想孩子眼睛明亮，多吃鱼效果好。

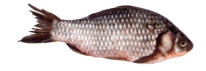

通经络,调脏腑,孩子骨骼长得快

孩子的身高因为种种原因低于同龄孩子的标准,这让父母非常心急。想让孩子长高,除增加营养、注意锻炼外,还应多给孩子做按摩。实践表明,按摩经络、穴位可以畅通经络气血,促进新陈代谢,从而有利于孩子的骨骼发育,有助于孩子长高。

通经络推拿法

按压百会
百会: 两耳尖直上与头顶正中线交会处。
做法: 用一只手的拇指按揉孩子的百会穴 20~50 次。

推三关
三关: 位于前臂桡侧,腕横纹至肘横纹成一直线。
做法: 用一只手握住孩子的手,然后用另一只手的拇指桡侧面或食指、中指指腹从孩子的手腕推向肘部,推 100~300 次。

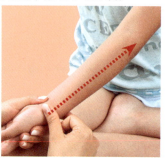

揉腹
做法: 用一只手的手掌面在孩子的脐部及其周围顺时针旋转揉 5 分钟。

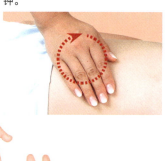

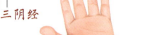

捏脊
做法: 让孩子俯卧,背部裸露,在孩子背上涂抹适量滑石粉。家长将双手的中指、无名指和小指握成半拳状,食指半屈,拇指伸直对准食指前半段,然后顶住孩子的背部皮肤,拇指、食指前移,提拿皮肉,同时向上捻动,自脊柱两侧双手交替向前推动至大椎两旁。每天睡前给孩子捏 3~5 遍。

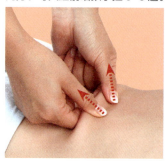

拿三阳经、三阴经

三阳经： 胳膊、腿的外侧为三阳经。
三阴经： 胳膊、腿的内侧为三阴经。
做法： 三阳经要从上往下捏，三阴经要从下往上捏，每天给孩子拿三阳经、三阴经各 3~5 次。

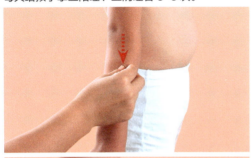

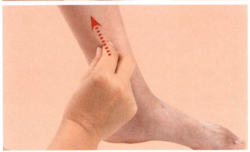

搓脊柱

做法： 用一只手的掌心搓孩子的脊柱，从下向上搓 5~7 次。

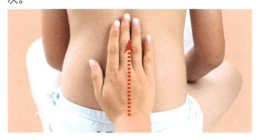

揉涌泉

涌泉： 位于足底前 1/3 与后 2/3 交界处的中央凹陷处。
做法： 用一只手的拇指指腹给孩子揉涌泉穴 30~50 次。

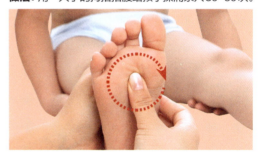

养骨补钙食疗方

每个父母都希望自己的孩子能长高个子。虽然我们知道孩子的身高与遗传、内分泌、生活环境等有很大关系，但是不可否认的是，食物的营养对孩子生长发育有着至关重要的作用。所以，想让孩子长高个儿，饮食也很关键。

饮食调养原则

1. 食物种类尽可能丰富、多样化。注意主副食、荤与素、粗粮与细粮的合理搭配。

2. 养成良好的饮食习惯，不偏食、不挑食，保持营养均衡。

3. 多给孩子提供富含优质蛋白质、维生素、矿物质和微量元素的食物，这些食物是孩子长高的主要营养素来源。

调养食谱：黄豆排骨汤

原料： 黄豆 100 克，猪排骨 250 克，盐适量。
做法： 1. 排骨洗净剁成小块。
2. 将黄豆洗净放入砂锅中，注入清水，先用大火烧至黄豆开裂，再将排骨放入锅中，转小火炖至酥烂，加盐调味即可。
功效： 黄豆和排骨富含蛋白质、钙，能促进孩子的生长发育。

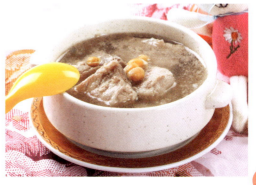

顺应节气调养，让孩子少生病

春生、夏长、秋收、冬藏，是大自然一年中变化的规律。中医认为"天人相应"，人体必须顺应自然界四季变化的规律，保持机体与自然的平衡，才能顺利安康地度过一年四季。跟着季节来帮助孩子调养身体，顺应自然界变化规律，增强孩子的免疫力，使孩子少生病、更健康。

春季养生要注意"捂"

春季多风，阳气初生，人体的免疫力弱，最怕风邪的侵袭，因此要注意保暖。尤其是孩子，不要过早给孩子减衣服，试着适当捂捂，以减少感冒、流感等春季多发病的发病概率。

在饮食上，要注意少吃酸味食物，防止肝气过旺，适当增加甜味食物，可以帮助孩子补益脾气，避免肝旺而伤脾胃。在食物的选择上，可以多给孩子吃一些偏凉的食物，慎食热性食物，以减少由于饮食助长的内热，避免引起流感、风寒、风疹等常见病。可以给孩子多吃一些大麦粥、菠菜、芥菜、豆芽、鸭肉等食物。

夏季到来万物长

夏季，阳气旺盛，是生育万物、长养万物的季节。人体和万物一样，都须顺应夏季的气候特点，才能使人体的正气旺盛，也才有利于孩子的成长。夏天，要让孩子早起床，中午再让孩子午睡一会儿，使身体得到休养。不要让孩子过于贪凉，如头部对着风扇吹、空调温度过低、吃过多冷饮冷食等。夏天可以让孩子多做一些运动，如散步、游泳、登山等，多与大自然接触，感受夏季的时令特点。但要注意不可过度消耗体力，以避免被暑邪所伤，同时也要避免烈日下暴晒，以防中暑。

人在夏季心火旺盛，而肾水衰弱，虽然自觉天热，喜冷贪凉，但应有节制。特别是孩子，饮食上要注意少吃油腻的食物，多食蔬果。

秋季是万物收获的季节

秋季，秋风飒飒，燥气当令，自然景象因万物成熟而平定收敛，是阳气渐退、阴气渐长、万物收获的时节，"五行"中属金，与人体的肺和大肠有着密切的关系。人体与万物一样，要顺应秋季的气候特点，各种生命活动都要有所收敛，不可放纵，这样才能收敛神气，不使其过于消散，也才能减少秋季疾病的发生。

秋季，人应早睡早起，有条件的话可以带孩子多去空气新鲜的地方。可以带孩子做一些比较舒缓的运动，最好不要让身体有大汗，以避免加重身体的干燥程度。

冬季多晒太阳储存正气

冬季，天寒水冰，生机潜伏，阳气内藏，是万物蛰藏的时令。此季在"五行"中属水，与人体的肾和膀胱有着密切的关系。人体与万物一样，要顺应冬季的气候特点，各种生命活动都要有所潜藏。冬天要减少剧烈的户外活动，补充和储藏人体正气，为来年添加精气和能力。要保证孩子充足的睡眠，同时要注意保暖防寒，保养好人体的阳气。多晒晒太阳，还可以促进孩子钙的吸收。

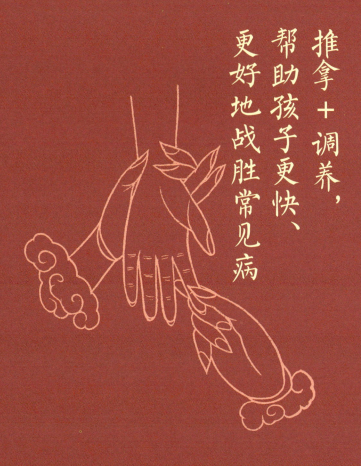

推拿+调养，
帮助孩子更快、
更好地战胜常见病

风寒感冒

风寒感冒可以发生在各个季节,是指因受寒而引起的感冒。其主要症状为怕冷、怕风、头痛、鼻塞、流清鼻涕、痰稀色白。

推拿方法

开天门
天门: 两眉中间至前发际成一直线。
做法: 用拇指从孩子印堂上推至前发际,两手交替操作30~50次。

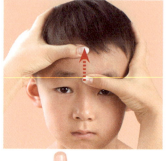

推坎宫
坎宫: 自眉头起沿眉至眉梢成一横线。
做法: 用两手拇指分别从眉心同时分推向眉梢,推30~50次。

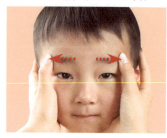

运太阳
太阳: 位于眉梢与眼角延长线相交处,眉后按之凹陷处。
做法: 用两手拇指从孩子额中向两侧分抹至太阳穴30~50次。

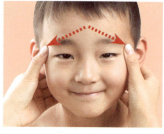

运耳后高骨
耳后高骨: 耳后入发际,位于乳突后缘高骨下凹陷处。
做法: 用两手拇指着力分按两穴揉圈,运30~50次。

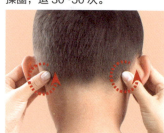

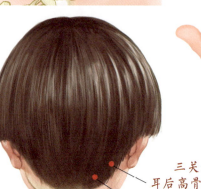

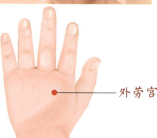

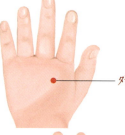

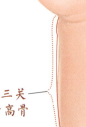

黄蜂入洞

做法： 用一只手扶着孩子头部，相对固定不动，然后用另一只手的食指、中指的指端在孩子的两个鼻孔下缘处反复揉动 20~50 次。

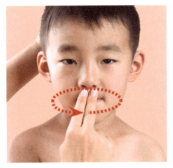

揉外劳宫

外劳宫： 在手背中，第 2、3 掌骨之间，掌指关节后 0.5 寸处。

做法： 用一只手的拇指或掌根揉孩子的外劳宫 300 次。

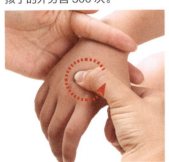

揉风池

风池： 位于枕骨下，胸锁乳突肌与斜方肌上端之间的凹陷处。

做法： 用两手的中指揉孩子的风池穴 50~100 次。

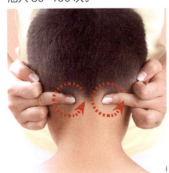

推三关

三关： 位于前臂桡侧，腕横纹至肘横纹成一直线。

做法： 用一只手握住孩子的手，然后用另一只手的拇指桡侧面或食指、中指的指腹从孩子手腕推向肘部，推 100~300 次。

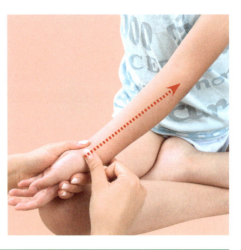

调养食谱

葱白神仙粥

原料： 小葱葱白 5~7 根，生姜 4 片，糯米 60 克，米醋适量。

做法： 1. 将生姜刮皮洗净切碎，葱白洗净切粒。

2. 糯米洗净，与生姜一起放入锅中，加适量清水熬煮成粥。

3. 放入葱白煮沸，加入米醋稍煮即可食用。

功效： 有祛风解表、宣窍通阳的功效，对治疗风寒感冒之鼻塞、头痛有一定辅助作用。

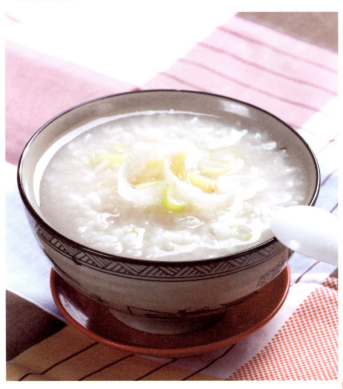

风热感冒

风热感冒是指感受风邪、热邪引起的感冒，多发生于天气温暖的春夏之交，或炎热的夏天。其主要症状为咳嗽痰黏，咽痒痛，鼻塞，流浓黄鼻涕，嘴干，容易口渴，面色、唇色发红等。

扫码看风热感冒推拿演示视频

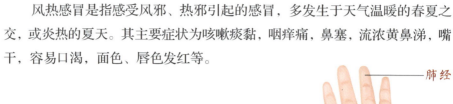

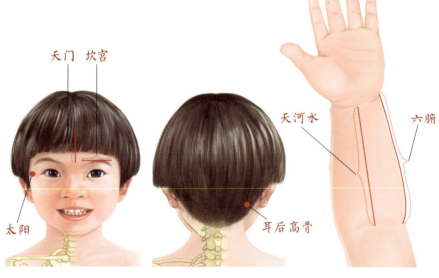

推拿方法

开天门

天门：位于两眉中间至前发际成一直线。

做法：用拇指从孩子印堂上推至前发际，两手交替操作30~50次。

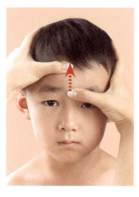

推坎宫

坎宫：自眉头起沿眉至眉梢成一横线。

做法：用两手拇指分别从眉心同时分推向眉梢，推30~50次。

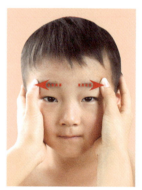

运太阳

太阳：位于眉梢与眼角延长线相交处，眉后按之凹陷处。

做法：用两手拇指从孩子额中向两侧分抹至太阳穴30~50次。

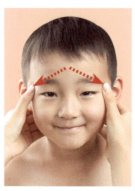

运耳后高骨

耳后高骨：耳后入发际，位于乳突后缘高骨下凹陷处。

做法：用两手拇指着力分按两穴揉圈，运30~50次。

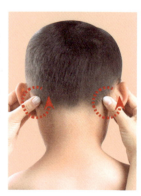

黄蜂入洞

做法： 用一只手扶着孩子头部，相对固定不动，然后用另一只手的食指、中指的指端在孩子的两个鼻孔下缘处反复揉动 20~50 次。

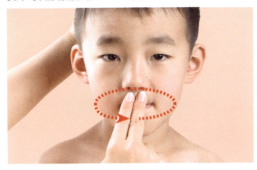

清肺经

肺经： 位于无名指末节螺纹面。

做法： 用一只手捏住孩子的无名指，用另一只手的拇指螺纹面从指根向指尖方向直推肺经 300 次。

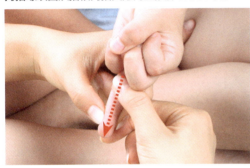

清天河水

天河水： 位于前臂内侧正中，自腕横纹至肘横纹成一直线。

做法： 用一只手握住孩子的手腕，然后用另一只手的食指、中指指腹自其腕横纹推向肘横纹，推 100~500 次。推的方向一定是从腕到肘，不可反向操作。

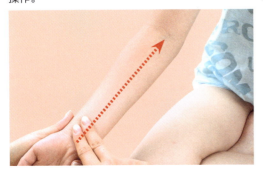

退六腑

六腑： 在前臂尺侧（小指侧），自肘关节至腕横纹成一条直线。

做法： 用一只手握住孩子的手腕，用另一只手的拇指或食指、中指螺纹面从孩子的肘部推到腕部，反复操作 100~500 次。

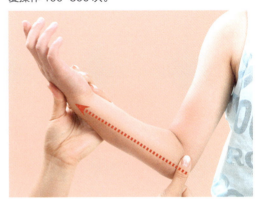

调养食谱

大蒜粥

原料： 大蒜 30 克，粳米 100 克。

做法： 1. 将大蒜去皮洗净切成丁，粳米淘净。

2. 大蒜放入沸水锅内，煮 1 分钟后捞出；粳米放入锅中，用大火煮沸。

3. 转至小火熬煮成粥，再将大蒜重新放入粥内煮熟即可。

功效： 大蒜粥美味可口，具有强身健体的作用，可以增强孩子的抵抗力。

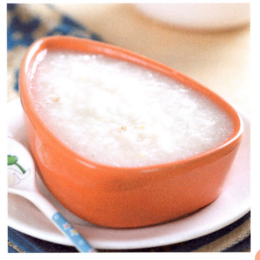

暑湿感冒

暑湿感冒是夏天特有的感冒。一般是由于夏天天气闷热，湿度大，暑湿之邪入侵引起的。其主要症状为头沉重或头蒙、头痛、困倦疲劳、胸闷、不想吃东西、拉肚子或排便困难等。

扫码看暑湿感冒推拿演示视频

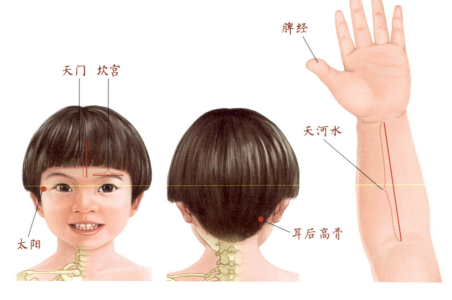

推拿方法

开天门

天门：两眉中间至前发际成一直线。

做法：用拇指从孩子印堂上推至前发际，两手交替操作 30~50 次。

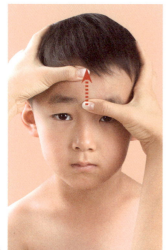

推坎宫

坎宫：自眉头起沿眉至眉梢成一横线。

做法：用两手拇指分别从眉心同时分推向眉梢，推 30~50 次。

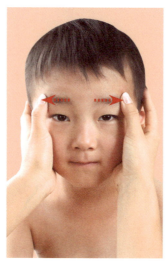

运太阳

太阳：位于眉梢与眼角延长线相交处，眉后按之凹陷处。

做法：用两手拇指从孩子额中向两侧分抹至太阳穴 30~50 次。

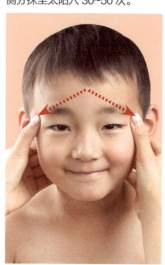

运耳后高骨

耳后高骨：耳后入发际，位于乳突后缘高骨下凹陷处。

做法：用两手拇指着力分按两穴揉圈，运 30~50 次。

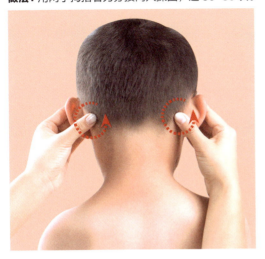

黄蜂入洞

做法：用一只手扶着孩子头部，相对固定不动，然后用另一只手的食指、中指的指端在孩子的两个鼻孔下缘处反复揉动 30~50 次。

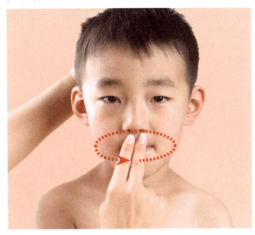

清脾经

脾经：位于拇指桡侧缘或拇指螺纹面。

做法：用一只手将孩子的拇指伸展，用另一只手的拇指螺纹面顺着孩子拇指桡侧缘由指根向指尖方向直推 100~300 次。

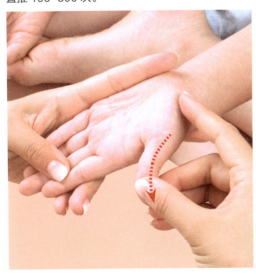

清天河水

天河水：位于前臂内侧正中，自腕横纹至肘横纹成一直线。

做法：用一只手握住孩子的手腕，然后用另一只手的食指、中指二指指腹自其腕横纹推向肘横纹，推 100~500 次。推的方向一定是从腕到肘，不可反向操作。

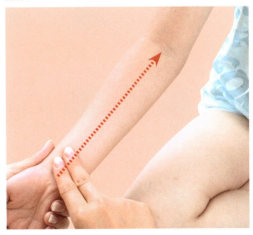

饮食调养原则

1. 孩子患病期间宜多饮水，多吃流质及半流质食物，如汤、粥、羹等。
2. 可吃些易于消化的新鲜蔬菜、水果。
3. 不宜吃油腻食物、辛辣食物和冷饮，以免加重病情。

外感风寒发热

风寒发热，多发生在冬季和秋季，指风邪、寒邪侵入体内，人体的正气与之抗争而引起的发热。其主要症状多为轻微发热、不出汗、鼻塞、流清鼻涕、不定时打喷嚏。

扫码看外感风寒发热推拿演示视频

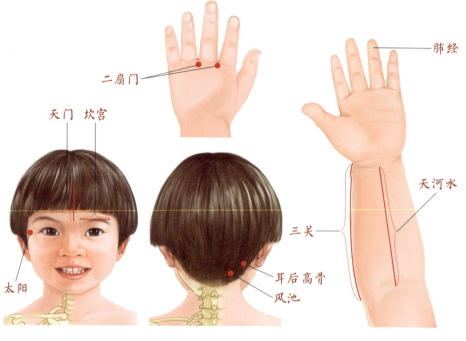

推拿方法

开天门
天门：两眉中间至前发际成一直线。
做法：用拇指从孩子印堂上推至前发际，两手交替操作30~50次。

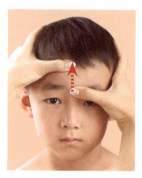

推坎宫
坎宫：自眉头沿眉至眉梢成一横线。
做法：用两手拇指分别从眉心同时分推向眉梢，推50~100次。

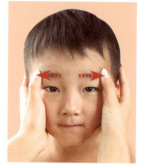

运太阳
太阳：位于眉梢与眼角延长线相交处，眉后按之凹陷处。
做法：用两手拇指从孩子额中向两侧分抹至太阳穴30~50次。

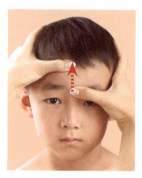
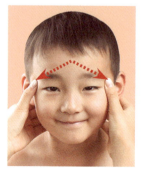

运耳后高骨
耳后高骨：耳后入发际，位于乳突后缘高骨下凹陷处。
做法：用两手拇指着力分按两穴揉圈，运20~50次。

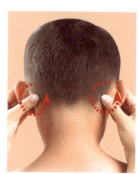

拿风池

风池： 位于枕骨下，胸锁乳突肌与斜方肌上端之间的凹陷处。

做法： 用一只手的拇指、食指相对用力拿孩子风池，拿 5~10 次。

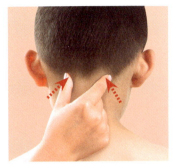

清肺经

肺经： 位于无名指末节螺纹面。

做法： 用一只手捏住孩子的无名指，用另一只手的拇指螺纹面从指根向指尖方向直推肺经 300 次。

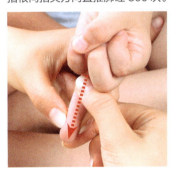

揉二扇门

二扇门： 位于掌背中指两侧凹陷处。

做法： 用拇指指甲先掐后揉，称掐二扇门；用一只手食指、中指按揉，称揉二扇门。掐 5 次，揉 1~2 分钟。

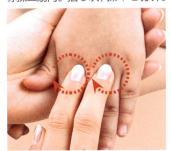

清天河水

天河水： 位于前臂内侧正中，自腕横纹至肘横纹成一条直线。

做法： 用一只手握住孩子的手腕，使其掌心向上，然后用另一只手的食、中二指指腹自孩子腕横纹推向肘横纹，推 100~500 次。推的方向一定是从腕到肘，不可反向操作！

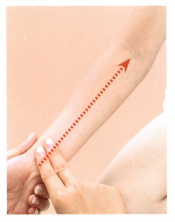

推三关

三关： 位于前臂桡侧，腕横纹至肘横纹成一直线。

做法： 用一只手握住孩子的手腕，然后用另一只手的拇指桡侧面或食指、中指指腹从孩子的手腕推向肘部，推 100~300 次。

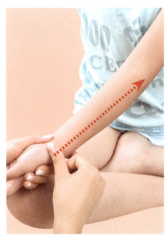

饮食调养原则

1. 由于发热易伤阴，因此应注意养护阴津，鼓励孩子多饮用糖盐水、果汁、绿豆汤、凉开水等。

2. 适宜食用清淡、流质或半流质、富于营养、易于消化的食品。

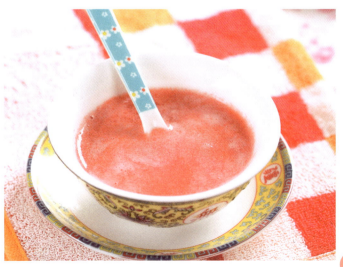

外感风热发热

风热发热，指风邪、热邪侵入人体引起的发热。其主要症状为发热重，口渴，咽痒或疼，流黄色鼻涕，嘴发干，怕热。

扫码看外感风热发热推拿演示视频

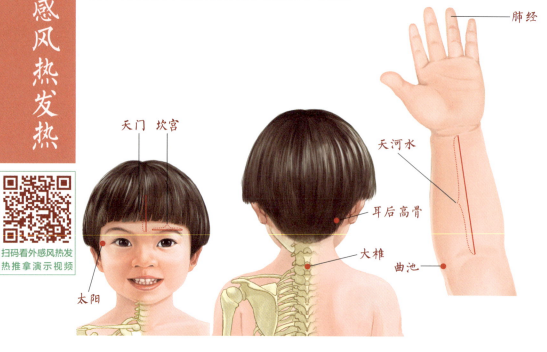

推拿方法

开天门

天门：两眉中间至前发际成一直线。

做法：用拇指从孩子印堂上推至前发际，两手交替操作30~50次。

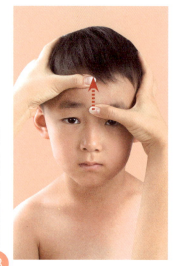

推坎宫

坎宫：自眉头沿眉至眉梢成一横线。

做法：用双手拇指分别从孩子眉头沿眉毛向两侧眉梢分推，两手其余四指并拢，轻放在孩子头部两侧固定头部。不可用力过猛，轻触皮肤贴实推即可。推50~100次。

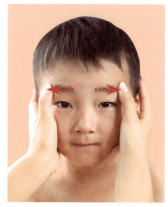

运太阳

太阳：位于眉梢与眼角延长线相交处，眉后按之凹陷处。

做法：用两手拇指从孩子额中向两侧分抹至太阳穴30~50次。

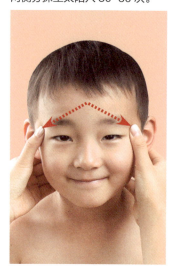

运耳后高骨

耳后高骨：耳后入发际，位于乳突后缘高骨下凹陷处。

做法：让孩子正坐，站在孩子身后，用两手拇指着力分按两穴揉圈，运 20~50 次。

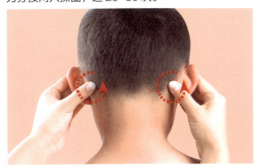

清肺经

肺经：位于无名指末节螺纹面。

做法：用一只手捏住孩子的无名指，用另一只手的拇指螺纹面从指根向指尖方向直推肺经 300 次。

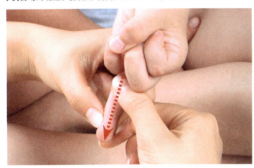

清天河水

天河水：位于前臂内侧正中，自腕横纹至肘横纹成一条直线。

做法：用一只手握住孩子的手，使其掌心向上，然后用另一只手的食指、中指二指指腹自孩子腕横纹推向肘横纹，推 100~500 次。推的方向一定是从腕到肘，不可反向操作！

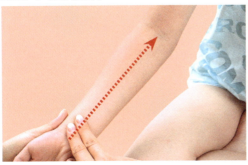

揉曲池

曲池：位于肘部，曲肘，横纹尽处，即肱骨外上髁内缘凹陷处。

做法：用一只手握住孩子的手，用另一只手的中指指端按顺时针和逆时针方向分别旋转揉动孩子的曲池穴。手法宜轻柔缓慢，左右穴位各揉 30~50 次。

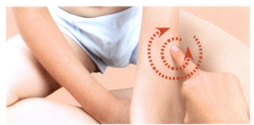

揉大椎

大椎：位于第 7 颈椎棘突和第 1 胸椎棘突的凹陷处。

做法：用一只手的中指指端揉孩子大椎，揉 30~50 次。

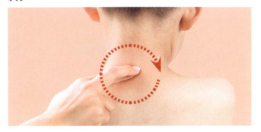

调养食谱

川贝梨

原料：川贝 4 克，冰糖数粒，鸭梨 1 个。

做法：1. 将鸭梨洗净切下顶部 1/4 做盖。

2. 将剩下的鸭梨去核放入川贝、冰糖，盖上梨盖，放入碗中上锅蒸。

3. 将鸭梨和蒸出的水一起倒入料理机中搅拌成泥喂给孩子吃。

功效：具有润肺止咳、生津利咽的功效。

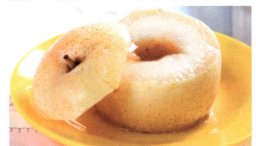

肺胃实热

肺胃实热是指孩子因外感发热时间长或乳食停滞在胃肠道过久引起的发热。其主要症状为发热，不想吃饭，嘴干想喝水，肚子胀，便秘，尿色发黄，不定时哭闹。

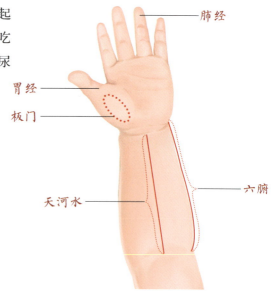

扫码看肺胃实热推拿演示视频

推拿方法

清肺经

肺经：位于无名指末节螺纹面。

做法：用一只手捏住孩子的无名指，用另一只手的拇指螺纹面从指根向指尖方向直推肺经 300 次。

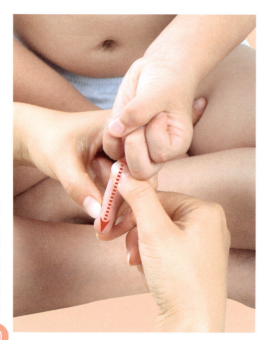

清胃经

胃经：位于手掌面拇指第一节。

做法：用一只手固定孩子的手掌，露出拇指，然后用另一只手的拇指或食指、中指从孩子的掌根处推到拇指根部，推 100~500 次。

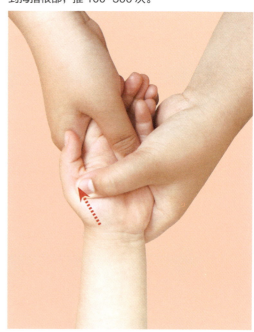

清天河水

天河水： 位于前臂内侧正中，自腕横纹至肘横纹成一条直线。

做法： 用一只手握住孩子的手腕，使其掌心向上，然后用另一只手的食指、中指二指指腹自孩子腕横纹推向肘横纹，推 100~500 次。推的方向一定是从腕到肘，不可反向操作！

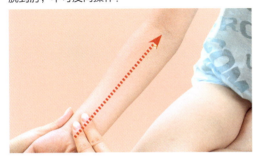

揉板门

板门： 在拇指下，手掌大鱼际平面。

做法： 用一只手固定孩子的手掌，然后用另一只手的拇指指端揉孩子的大鱼际 50~100 次。

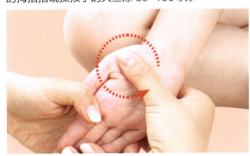

退六腑

六腑： 在前臂尺侧（小指侧），自肘关节至腕横纹成一条直线。

做法： 用一只手握住孩子的手腕，用另一只手的拇指或食指、中指螺纹面从孩子的肘部下推到腕部，反复操作 100~500 次。

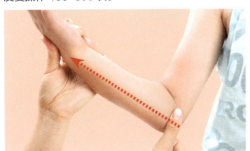

摩腹

做法： 让孩子平躺，用一只手的四指指腹或全掌着力做顺时针旋转摩腹。每次 5 分钟。

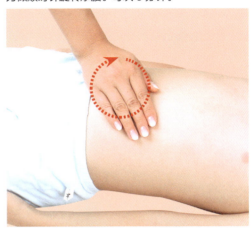

调养食谱

荸荠萝卜汁

材料： 胡萝卜、荸荠各 100 克。

做法： 1. 荸荠洗净削皮切成两半，胡萝卜洗净削皮切成粒。

2. 用榨汁机把它们榨成汁饮用。

功效： 荸荠味甘、性寒，具有清热化痰、开胃消食、生津润燥的功效。

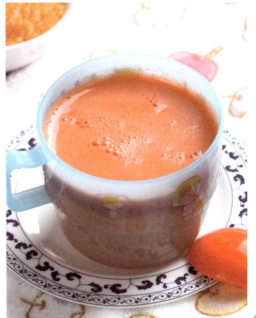

阴虚发热

阴虚发热多是因为孩子饮食营养不均衡、抗病能力差引起的。其主要症状多为手心、脚心发热，睡着后出汗多，不想吃饭，较烦躁，口渴想喝水。

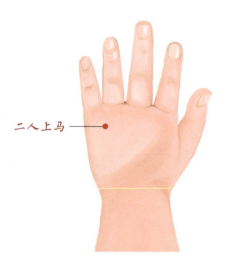
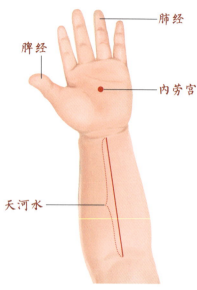

扫码看阴虚发热推拿演示视频

推拿方法

运内劳宫

内劳宫： 位于手掌心中间，屈指时中指、无名指之间的中点。

做法： 用一只手握住孩子的四指，用另一只手的拇指螺纹面或中指指腹给孩子运内劳宫，运 10~30 次。

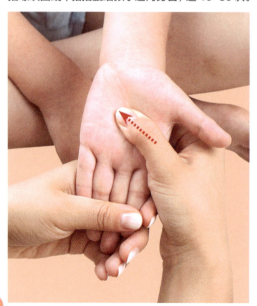

清肺经

肺经： 位于无名指末节螺纹面。

做法： 用一只手捏住孩子的无名指，用另一只手的拇指螺纹面从指根向指尖方向直推肺经 300 次。

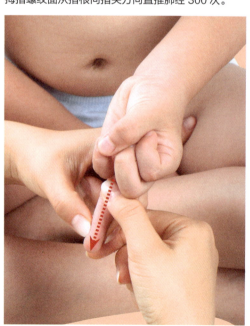

补脾经

脾经： 位于拇指桡侧缘或拇指螺纹面。

做法： 用一只手将孩子的拇指屈曲，用另一只手的拇指螺纹面顺着孩子拇指桡侧缘由指尖向指根方向直推 100~300 次。

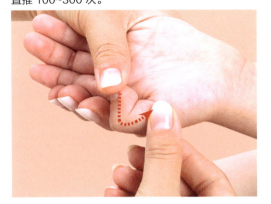

揉掐二人上马

二人上马： 位于手背无名指与小指掌骨小头后凹陷处。

做法： 用一只手的拇指、中指相向用力揉 100~500 次；再用拇指指甲掐二人上马 3~5 次。

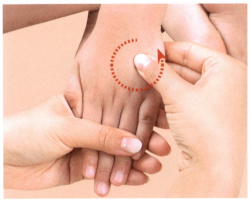

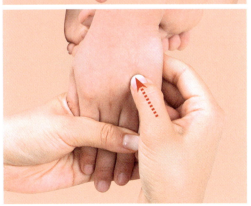

清天河水

天河水： 位于前臂内侧正中，自腕横纹至肘横纹成一条直线。

做法： 用一只手握住孩子的手，使其掌心向上，然后用另一只手的食指、中指二指指腹自孩子腕横纹推向肘横纹，推 100~500 次。推的方向一定是从腕到肘，不可反向操作！

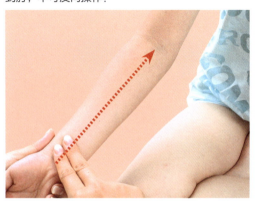

饮食调养原则

患病急性期（体温升高期）： 孩子食欲差、体温高，此时应以流质食物为主，如米汤、果汁、绿豆汤等。

恢复期或退热期： 可吃半流质食物，如营养米粉、菜粥、鸡蛋羹等。

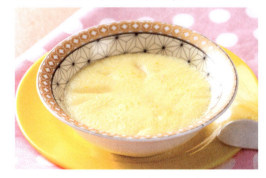

退热后： 可吃些稀饭、面条、新鲜蔬菜等易消化的菜肴。

发热期间注意不要吃油腻食物、辛辣食物、冷饮，以免加重病情。此外，肉食、蜂蜜不利于降温，也不宜在发热期间食用。

幼儿急疹

幼儿急疹又称婴儿玫瑰疹,是婴幼儿常见的急性发热出疹性疾病,常见于 6~24 个月大的婴幼儿。其主要症状为婴幼儿突发高热 4~5 天,体温突然下降,同时出现玫瑰红色的斑丘疹,也就是"热退疹出"。婴幼儿急疹发烧期间,精神状态良好,不耽误玩耍,除非高烧才会影响精神状态。需要特别注意的是,如孩子患幼儿急疹,必须到正规医院接受治疗,本节介绍的推拿方法仅作为一种辅助手段。

扫码看幼儿急疹推拿演示视频

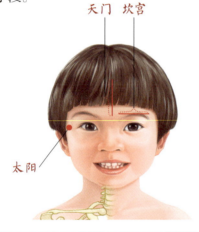
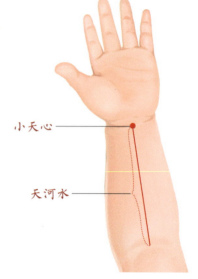

推拿方法

开天门

天门: 两眉中间至前发际成一直线。
做法: 用拇指从孩子印堂上推至前发际,两手交替操作 30~50 次。

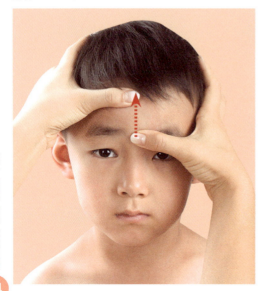

推坎宫

坎宫: 自眉头起沿眉至眉梢成一横线。
做法: 用两手拇指分别从眉心同时分推向眉梢,推 50~100 次。

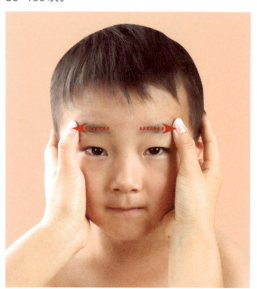

运太阳

太阳： 位于眉梢与眼角延长线相交处，眉后按之凹陷处。

做法： 用两手拇指从孩子额中向两侧分抹至太阳穴30~50次。

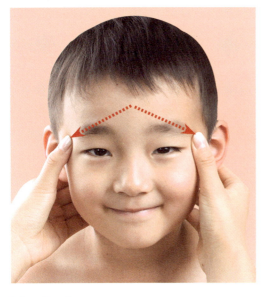

清天河水

天河水： 位于前臂内侧正中，自腕横纹至肘横纹成一直线。

做法： 用一只手握住孩子的手腕，使其掌心向上，然后用另一只手的食指、中指指腹从孩子的腕横纹推向肘横纹，推300次。

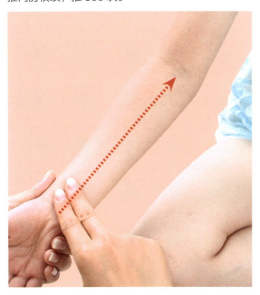

掐揉小天心

小天心： 位于手掌根部，大鱼际与小鱼际相接处的凹陷处。

做法： 先用拇指指甲掐小天心，再用食指和中指揉。反复操作100次。

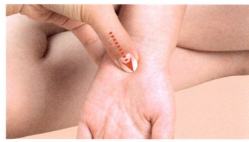

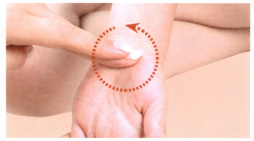

调养食谱

西瓜翠衣水

原料： 翠衣（西瓜皮与西瓜瓤之间的部分）100克。

做法： 锅置火上，加入适量清水，放入翠衣，煎水饮用。

功效： 翠衣性凉、味甘，有消暑解热、止渴的作用。饮用此水，对幼儿急疹有缓解作用。

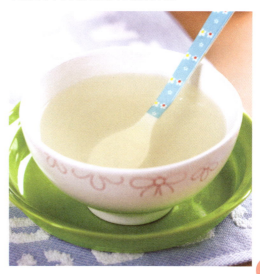

推拿+调养，帮助孩子更快、更好地战胜常见病

外感风寒咳嗽

风寒咳嗽多发于冬春季节。冬春气候多变，加上婴幼儿寒暖不知自调，无法适应外界气候变化，因此很容易受到风邪、寒邪的侵袭，引发咳嗽。其主要症状为咳嗽痰稀、咽喉发痒，伴有头痛、鼻塞、流清鼻涕、怕冷、胳膊腿酸痛。

推拿方法

开天门
天门： 两眉中间至前发际成一直线。
做法： 用拇指从孩子印堂上推至前发际，两手交替操作 30~50 次。

推坎宫
坎宫： 自眉头起沿眉至眉梢成一横线。
做法： 用两手拇指分别从眉心同时分推向眉梢，推 30~50 次。

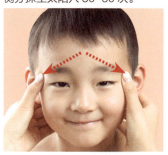

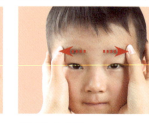

运太阳
太阳： 位于眉梢与眼角延长线相交处，眉后按之凹陷处。
做法： 用两手拇指从孩子额中向两侧分抹至太阳穴 30~50 次。

黄蜂入洞
做法： 用一只手扶着孩子头部，相对固定不动，然后用另一只手的食指、中指的指端在孩子的两个鼻孔下缘处反复揉动 30~50 次。

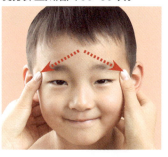

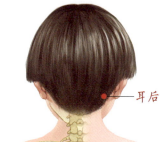

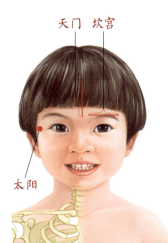

扫码看外感风寒咳嗽推拿演示视频

三关
天门　坎宫
太阳
膻中
耳后高骨
外劳宫
肺俞

运耳后高骨

耳后高骨： 耳后入发际，位于乳突后缘高骨下凹陷处。

做法： 用两手的拇指着力分按两穴揉圈，运30~50次。

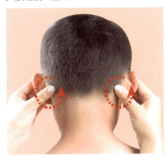

揉外劳宫

外劳宫： 在手背中，第2、3掌骨之间，掌指关节后0.5寸处。

做法： 用一只手的拇指或掌根揉孩子的外劳宫300次。

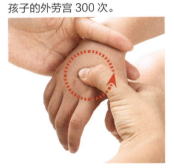

推三关

三关： 位于前臂桡侧，腕横纹至肘横纹成一直线。

做法： 用一只手握住孩子的手腕，然后用另一只手的拇指桡侧面或食指、中指的指面从孩子手腕推向肘部，推100~300次。

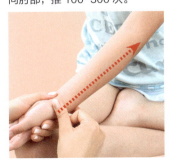

揉膻中

膻中： 位于两乳头连线中点处。

做法： 用一只手的中指指端揉膻中50~100次。

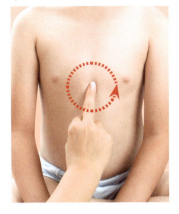

揉肺俞

肺俞： 位于背部，在第3胸椎棘突下，左右各旁开1.5寸处。

做法： 用双手的食指按揉肺俞50~100次。

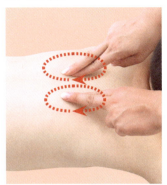

调养食谱

香油炒鸡蛋

原料： 鸡蛋1个，香油、姜末各适量。

做法： 1. 鸡蛋打入碗中，打散备用。

2. 炒锅中放入香油，香油烧热后放入姜末，稍微在油中过一下，将鸡蛋液倒入锅中炒匀即可。

功效： 每天趁热服用，坚持几天就能缓解咳嗽症状。

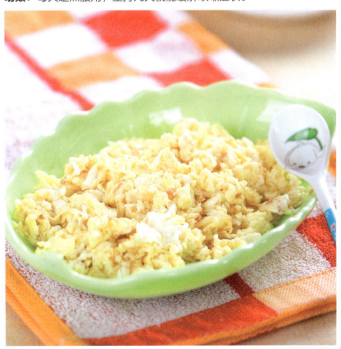

推拿+调养，帮助孩子更快、更好地战胜常见病

外感风热咳嗽

风热咳嗽指风邪、热邪侵入人体引发的咳嗽。其主要症状为干咳少痰，或痰中带血丝、不易咳出，咽干或疼痛等。

扫码看外感风热咳嗽推拿演示视频

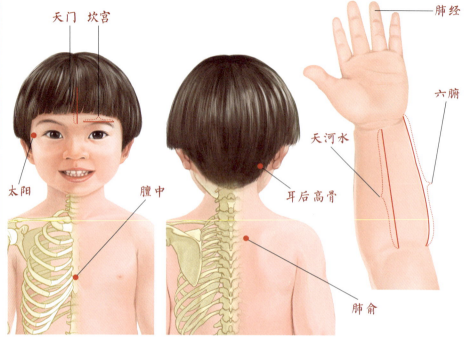

推拿方法

开天门

天门： 两眉中间至前发际成一直线。

做法： 用拇指从孩子印堂上推至前发际，两手交替操作30~50次。

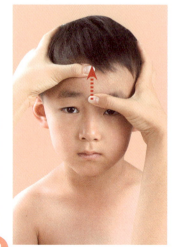

推坎宫

坎宫： 自眉头起沿眉至眉梢成一横线。

做法： 用两手拇指分别从眉心同时分推向眉梢，推30~50次。

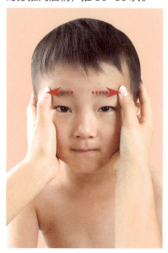

运太阳

太阳： 位于眉梢与眼角延长线相交处，眉后按之凹陷处。

做法： 用两手拇指从孩子额中向两侧分抹至太阳穴30~50次。

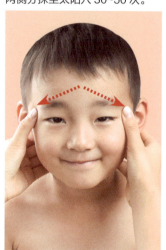

运耳后高骨

耳后高骨：耳后入发际，位于乳突后缘高骨下凹陷处。

做法：用两手拇指着力分按两穴揉圈，运30~50次。

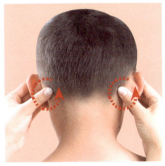

黄蜂入洞

做法：用一只手扶着孩子头部，相对固定不动，然后用另一只手的食指、中指的指端在孩子的两个鼻孔下缘处反复揉动30~50次。

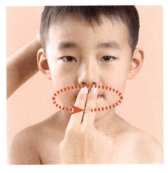

清肺经

肺经：位于无名指末节螺纹面。

做法：用一只手捏住孩子的无名指，用另一只手的拇指螺纹面从指根向指尖方向直推肺经300次。

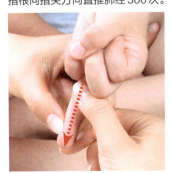

清天河水

天河水：位于前臂内侧正中，自腕横纹至肘横纹成一直线。

做法：用一只手握住孩子的手腕，使其掌心向上，然后用另一只手的食指、中指指腹从孩子的腕横纹推向肘横纹，反复操作100~500次。

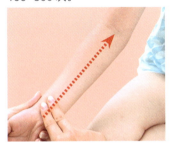

退六腑

六腑：在前臂尺侧（小指侧），自肘关节至腕横纹成一条直线。

做法：用一只手握住孩子的手腕，用另一只手的拇指或食指、中指螺纹面从孩子的肘部下推到腕部，反复操作100~500次。

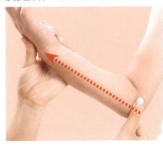

揉膻中

膻中：位于两乳头连线中点处。

做法：用一只手的中指端按揉膻中50~100次。

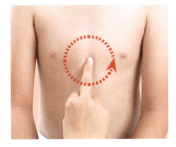

揉肺俞

肺俞：位于背部，在第3胸椎棘突下，左右各旁开1.5寸处。

做法：用双手的食指按揉肺俞50~100次。

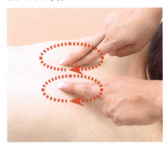

调养食谱

菊花雪梨淡奶汤

原料：牛奶200毫升，白菊花4朵，雪梨1个，白果5克，蜂蜜适量。

做法：1.将白菊花洗净，摘花瓣备用；雪梨削皮，取梨肉，切碎，榨成汁；白果去壳，热水烫去包衣，研碎。

2.把研碎的白果放入锅内，加适量清水，用大火煲至熟后，加菊花瓣、牛奶、梨汁煮开。

3.熄火后等汤稍稍降温，再加蜂蜜调匀即可。

功效：此汤有清肺去热的功效，孩子经常食用可预防肺热引起的咳嗽。

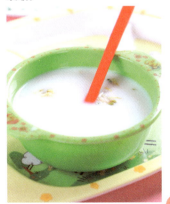

内伤咳嗽

内伤咳嗽是指因饮食不当或情绪不稳定导致脏腑功能失调引起的咳嗽。其症状表现为虽咳嗽，但不怕风，不流鼻涕，不打喷嚏，咳嗽反复发作，可咳白痰，也可咳黄痰等。

扫码看内伤咳嗽推拿演示视频

推拿方法

开天门
天门： 两眉中间至前发际成一直线。

做法： 用拇指从孩子印堂上推至前发际，两手交替操作30~50次。

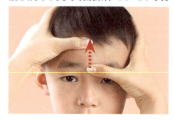

推坎宫
坎宫： 自眉头起沿眉至眉梢成一横线。

做法： 用两手拇指分别从眉心同时分推向眉梢，推30~50次。

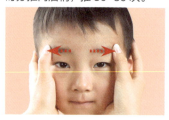

运太阳
太阳： 位于眉梢与眼角延长线相交处，眉后按之凹陷处。

做法： 用两手拇指从孩子额中向两侧分抹至太阳穴30~50次。

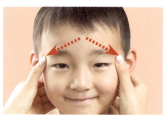

运耳后高骨
耳后高骨： 耳后入发际，位于乳突后缘高骨下凹陷处。

做法： 用两手拇指着力分按两穴揉圈，运30~50次。

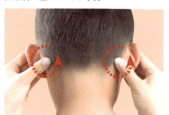

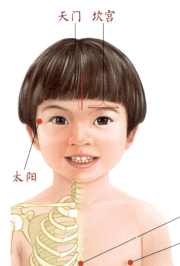

黄蜂入洞

做法： 用一只手扶着孩子头部，相对固定不动，然后用另一只手的食指、中指的指端在孩子的两个鼻孔下缘处反复揉动30~50次。

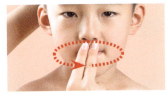

清脾经

脾经： 位于拇指桡侧缘或拇指螺纹面。

做法： 用一只手将孩子的拇指伸展，用另一只手拇指螺纹面顺着孩子拇指桡侧缘由指根向指尖方向直推100~300次。

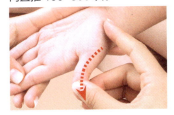

运内八卦

内八卦： 位于手掌面，以掌心为圆心，从圆心至中指根横纹约2/3处为半径，画一圆即是。分为乾宫、坎宫、艮宫、震宫、巽宫、离宫、坤宫、兑宫八宫。

做法： 用一只手托住孩子的四指，使掌心向上，拇指按在孩子的离宫处，然后用另一只手的食指、中指夹住孩子的腕关节，以拇指螺纹面用运法从乾宫起经坎宫、艮宫、震宫、巽宫、离宫、坤宫至兑宫止，运100次。

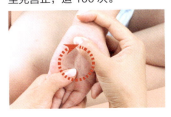

揉肺俞

定位： 位于背部，在第3胸椎棘突下，左右旁开1.5寸处。

做法： 用双手的食指按揉肺俞50~100次。

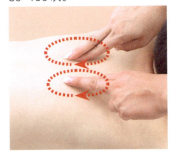

揉二人上马

二人上马： 位于手背无名指与小指掌骨小头后凹陷处。

做法： 用一只手的拇指、中指相向用力揉100~500次。

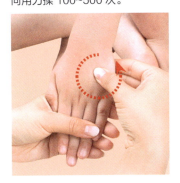

揉乳根、乳旁

乳根： 位于乳头直下0.2寸处。

乳旁： 位于乳头外侧旁开0.2寸处。

做法： 用一只手的食指按乳根、中指按乳旁，同时揉30~50次。

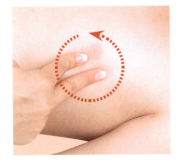

揉膻中

膻中： 位于两乳头连线中点处。

做法： 用一只手的中指端按揉膻中50~100次。

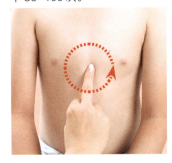

揉足三里

足三里： 位于小腿外侧，外膝眼下3寸处。

做法： 用拇指指端着力按揉50~100次。

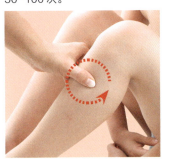

饮食调养原则

1. 多喝水，可促进机体的新陈代谢。

2. 多吃新鲜蔬菜，如青菜、胡萝卜、番茄等。多吃含多种维生素和矿物质的食物，有利于机体代谢功能的恢复。

3. 不宜吃得太咸，也不宜吃鱼腥虾蟹，以免加重咳嗽；寒凉食物和酸甜食物也不宜吃，会加重症状。

支气管炎

支气管炎属"风温肺热"病的范围,发病原因多为肺卫不固,风热从肌表口鼻犯肺,以致热郁肺气、肺气不降、痰热蕴肺等。其主要症状表现为发热、咳嗽、气急、咳痰、呼吸困难等。需要特别注意,如患有支气管炎,必须到正规医院接受治疗,本节介绍的推拿方法仅作为一种辅助手段。

推拿方法

清肺经

肺经: 位于无名指末节螺纹面。

做法: 用一只手捏住孩子的无名指,用另一只手的拇指螺纹面从指根向指尖方向直推肺经300次。

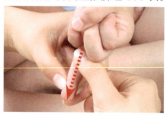

推三关

三关: 位于前臂桡侧,腕横纹至肘横纹成一直线。

做法: 用一只手握住孩子的手腕,然后用另一只手的拇指桡侧面或食指、中指的指腹从孩子手腕推向肘部,推100~300次。

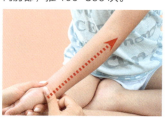

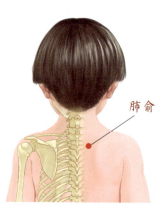

清天河水

天河水: 位于前臂内侧正中,自腕横纹至肘横纹成一直线。

做法: 用一只手握住孩子的手腕,然后用另一只手的食指、中指二指指腹自其腕横纹推向肘横纹,推300次。推的方向一定是从腕到肘,不可反向操作。

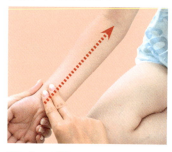

运内八卦

内八卦: 位于手掌面,以掌心为圆心,从圆心至中指根横纹约2/3处为半径,画一圆即是。分为乾宫、坎宫、艮宫、震宫、巽宫、离宫、坤宫、兑宫八宫。

做法: 用一只手托住孩子的四指,使掌心向上,拇指按在孩子的离宫处,然后用另一只手的食指、中指夹住孩子的腕关节,以拇指螺纹面用运法从乾宫起经坎宫、艮宫、震宫、巽宫、离宫、坤宫至兑宫止,运100次。

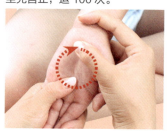

退六腑
六腑： 在前臂尺侧（小指侧），自肘关节至腕横纹成一条直线。
做法： 用一只手握住孩子的手腕，用另一只手的拇指指腹或食指、中指螺纹面从孩子的肘部下推到腕部，反复操作100~500次。

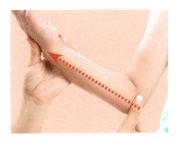

揉掌小横纹
掌小横纹： 在小指指根下，掌面尺侧纹头处。
做法： 用一只手抓住孩子的手，用另一只手的拇指或中指指端按揉掌小横纹。揉100~500次。

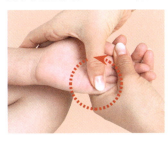

按揉天突
天突： 位于颈部，当前正中线上，两锁骨中间，胸骨上窝中央。
做法： 用中指指腹以顺时针方向按揉天突穴，力度轻柔，以有酸胀感为宜，按揉300~500次。

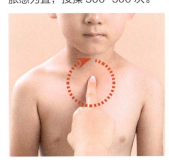

分推肩胛骨
做法： 用双手拇指沿孩子双肩胛骨骨缝从上向下做弯月形，分推100次。

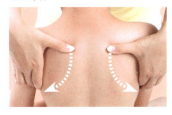

按揉丰隆
丰隆： 位于外踝尖上8寸，胫骨前缘外侧1.5寸，胫腓骨之间。
做法： 用一只手的拇指或食指按揉并弹拨丰隆50~100次。

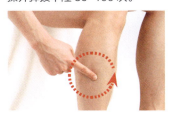

按揉膻中
膻中： 位于两乳头连线中点处。
做法： 用一只手的中指指端按揉膻中50~100次。

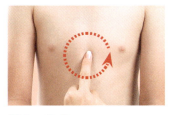

按揉肺俞
肺俞： 位于背部，在第3胸椎棘突下，左右各旁开1.5寸处。
做法： 用两手的拇指或食指指腹按揉肺俞各1分钟。

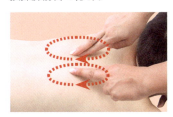

揉中脘
中脘： 位于肚脐正中直上4寸处。
做法： 用一只手的拇指或食指揉中脘100~300次。

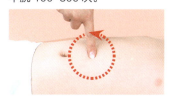

捏脊
做法： 让孩子俯卧，背部裸露，在孩子背上涂抹适量滑石粉。家长将双手的中指、无名指和小指握成半拳状，食指半屈，拇指伸直对准食指前半段，然后顶住孩子的背部皮肤，拇指、食指前移，提拿皮肉，同时向上捻动，自脊柱两侧双手交替向前推动至大椎两旁。每天睡前给孩子捏3~5遍。

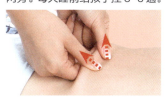

调养食谱

柚皮蜂蜜
原料： 鲜柚子1个，蜂蜜适量。
做法： 1. 将柚子洗净，用小刀削下柚子皮内层白瓤，切碎，放入碗内。
2. 隔水蒸约30分钟，放至温热，加适量蜂蜜即成。每日早晚各服1次，每次服10克。
功效： 本品具有润肺、止咳、化痰的功效，可缓解小儿支气管炎。

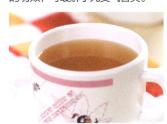

推拿+调养，帮助孩子更快、更好地战胜常见病

风寒型百日咳

风寒型百日咳主要症状为怕冷，可能发热，也可能不发热，另伴有头痛、无汗、咳嗽连续不断、咳嗽声重、有稀痰等。

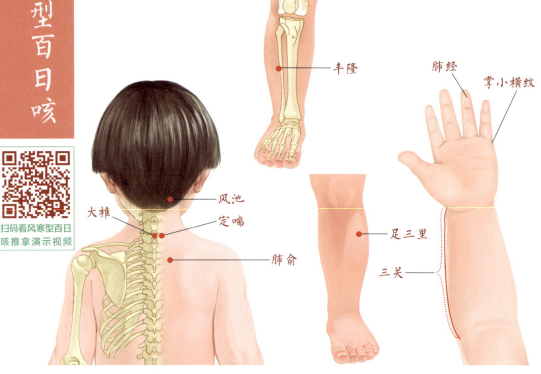

扫码看风寒型百日咳推拿演示视频

推拿方法

清肺经

肺经： 位于无名指末节螺纹面。

做法： 用一只手捏住孩子的无名指，用另一只手的拇指螺纹面从指根向指尖方向直推肺经300次。

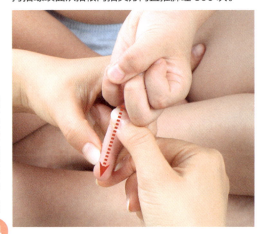

揉掌小横纹

掌小横纹： 在小指指根下，掌面尺侧纹头处。

做法： 用一只手抓住孩子的手，用另一只手的拇指或中指指端按揉掌小横纹100~500次。

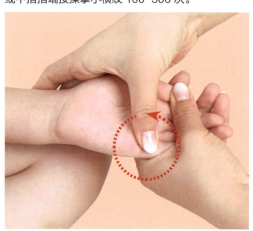

按揉大椎、肺俞、定喘

大椎： 位于颈部下端，在第7颈椎棘突下凹陷中。

肺俞： 位于背部，在第3胸椎棘突下，左右各旁开1.5寸处。

定喘： 位于颈部下端，在第7颈椎棘突下，左右各旁开0.5寸处。

做法： 用一只手的拇指或食指指腹按揉孩子的大椎、肺俞、定喘各1分钟。

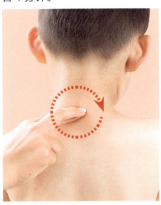

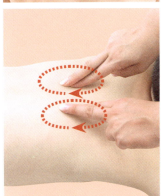

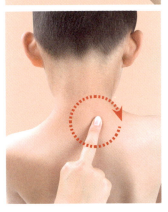

推三关

三关： 位于前臂桡侧，腕横纹至肘横纹成一直线。

做法： 用一只手握住孩子的手腕，然后用另一只手的拇指桡侧面或食指、中指的指面从孩子手腕推向肘部，推100~300次。

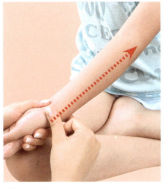

拿风池

风池： 位于枕骨下，胸锁乳突肌与斜方肌上端之间的凹陷处。

做法： 用一只手的拇指、食指相向用力拿孩子风池10次。

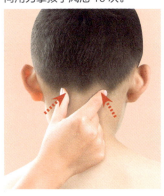

按揉足三里、丰隆

足三里： 位于小腿外侧，外膝眼下3寸处。

丰隆： 外踝尖上8寸，胫骨前缘外侧1.5寸，胫腓骨之间。

做法： 用一只手的拇指或中指按揉并弹拨孩子的足三里、丰隆各50~100次。

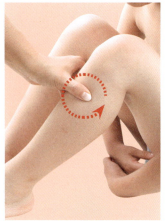

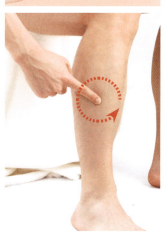

饮食调养原则

1. 注意补充营养，食物应多样化。如果孩子挑食、偏食，要想方设法尽量引导孩子改掉这些不良习惯。

2. 少吃多餐，待孩子不咳时抓住时机哺喂。注意，阵咳时不要哺喂孩子，以免呛着。

3. 不要让孩子暴饮暴食，暴饮暴食对肠胃不利，可能会加重病情。

风热型百日咳

风热型百日咳主要症状为发热、有点怕冷、咽喉发红、咳嗽黄痰、面色发红等。多见于2岁以内的孩子。

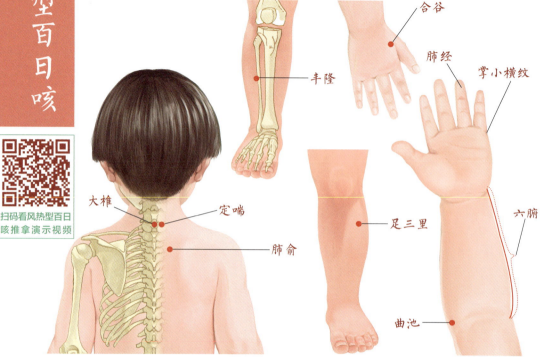

推拿方法

清肺经

肺经： 位于无名指末节螺纹面。

做法： 用一只手捏住孩子的无名指，用另一只手的拇指螺纹面从指根向指尖方向直推肺经300次。

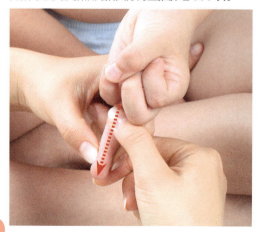

揉掌小横纹

掌小横纹： 在小指指根下，掌面尺侧纹头。

做法： 用一只手抓住孩子的手，用另一只手的拇指或中指指端按揉掌小横纹100~500次。

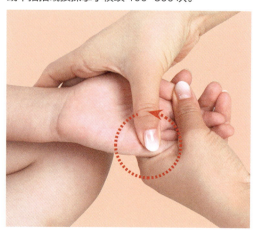

按揉大椎、肺俞、定喘

大椎：位于颈部下端，在第 7 颈椎棘突下凹陷处。

肺俞：位于背部，在第 3 胸椎棘突下，左右各旁开 1.5 寸处。

定喘：位于颈部下端，在第 7 颈椎棘突下，左右各旁开 0.5 寸处。

做法：用一只手的拇指或食指指腹按揉孩子的大椎、肺俞、定喘各 1 分钟。

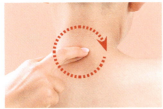

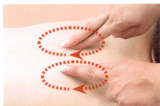

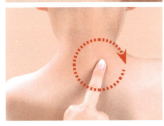

退六腑

六腑：在前臂尺侧（小指侧），自肘关节至腕横纹成一条直线。

做法：用一只手握住孩子的手腕，用另一只手的拇指指腹或食指、中指螺纹面从孩子的肘部下推到腕部，反复操作 100~500 次。

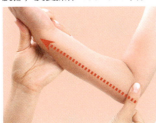

揉合谷

合谷：位于手背第 2 掌骨桡侧的中点处。

做法：用一只手握住孩子的手，用另一只手的拇指或食指、中指螺纹面揉孩子的合谷 30~50 次。

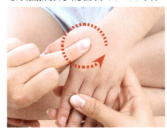

按揉曲池

曲池：位于肘部，曲肘，横纹尽处，即肱骨外上髁内缘凹陷处。

做法：用一只手的拇指或中指指腹按揉曲池 30 次。

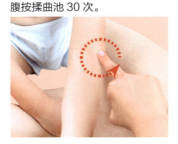

按揉足三里、丰隆

足三里：位于小腿外侧，外膝眼下 3 寸处。

丰隆：外踝尖上 8 寸，胫骨前缘外侧 1.5 寸，胫腓骨之间。

做法：用一只手的拇指或中指按揉并弹拨孩子的足三里、丰隆各 50~100 次。

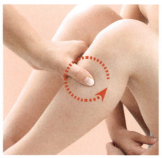

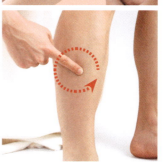

调养食谱

三汁饮

原料：鸭梨、萝卜、枇杷各 300 克。

做法：把所有材料洗净、去皮、切小块，榨汁饮服。

功效：本方可清热消炎、润肺止咳，主要适用于小儿百日咳。

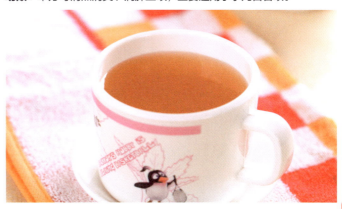

寒性哮喘

寒性哮喘的主要症状表现为喘息发作时伴有鼻流清涕、怕冷、痰少色白多沫、呼吸喘息声重、张口抬肩。

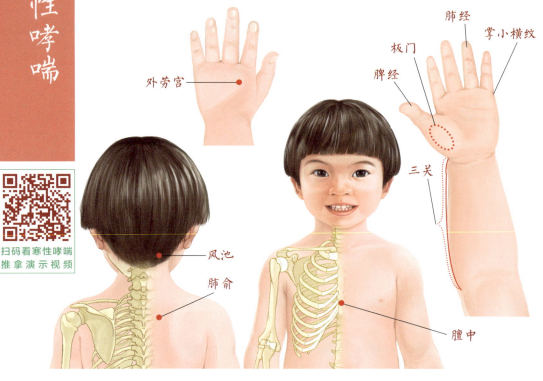

扫码看寒性哮喘推拿演示视频

推拿方法

清肺经

肺经： 位于无名指末节螺纹面。

做法： 用一只手捏住孩子的无名指，用另一只手拇指的螺纹面从指根向指尖方向直推肺经300次。

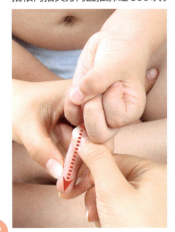

补脾经

脾经： 位于拇指桡侧缘或拇指螺纹面。

做法： 用一只手将孩子的拇指屈曲，用另一只手的拇指螺纹面顺着孩子拇指桡侧缘由指尖向指根方向直推100~300次。

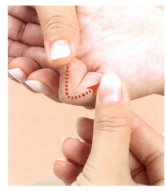

揉掌小横纹

掌小横纹： 在小指指根下，掌面尺侧纹头处。

做法： 用一只手抓住孩子的手，用另一只手的拇指或中指指端按揉掌小横纹100~500次。

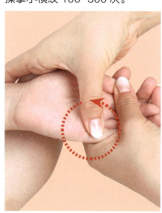

揉外劳宫

外劳宫： 在手背中，第2、3掌骨之间，掌指关节后0.5寸处。

做法： 用一只手的拇指或掌根揉孩子的外劳宫300次。

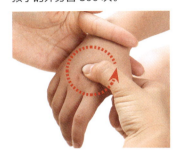

推三关

三关： 位于前臂桡侧，腕横纹至肘横纹成一直线。

做法： 用一只手握住孩子的手腕，然后用另一只手的拇指桡侧面或食指、中指的指面从孩子的手腕推向肘部，推100~300次。

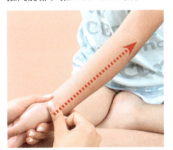

拿风池

风池： 位于枕骨下，胸锁乳突肌与斜方肌上端之间的凹陷处。

做法： 用一只手的拇指、食指提拿穴位，以5~10次为宜。

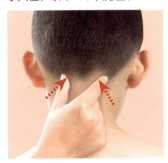

揉板门

板门： 位于拇指下，手掌大鱼际平面。

做法： 用一只手固定孩子的手掌，然后用另一只手的拇指揉其大鱼际100~300次。

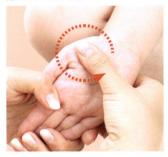

黄蜂入洞

做法： 用一只手扶着孩子头部，相对固定不动，然后用另一只手的食指、中指的指端在孩子的两个鼻孔下缘处反复揉动30~50次。

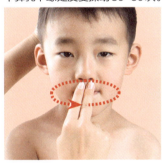

揉肺俞

肺俞： 位于背部，在第3胸椎棘突下，左右各旁开1.5寸处。

做法： 分别用两手的中指压在食指上按揉肺俞100~300次。

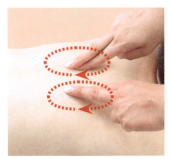

按弦走搓摩

做法： 让孩子正坐，家长在孩子背后用两手掌从孩子的两腋下沿着胁肋搓擦到肚角处，搓擦50~100次为宜。

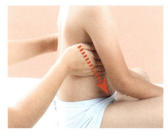

揉膻中

膻中： 位于两乳头连线中点处。

做法： 用一只手的中指端按揉膻中50~100次。

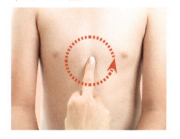

调养食谱

酥梨泥

材料： 酥梨1个。

做法： 1. 选择新鲜、肉质偏软的酥梨，洗净、削皮、切块，然后放入锅中蒸至梨软烂为止。

2. 放凉后，用小勺碾成泥即可。

功效： 酥梨有润肺止咳的功效，适用于预防小儿哮喘。

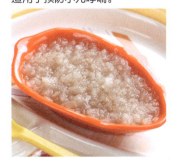

推拿+调养，帮助孩子更快、更好地战胜常见病

热性哮喘

热性哮喘的主要症状为哮鸣咳喘，一般发作急，咳起来较重，并伴有咳吐黄痰、口干口渴、咽干咽痒、呼吸急促、张口抬肩。

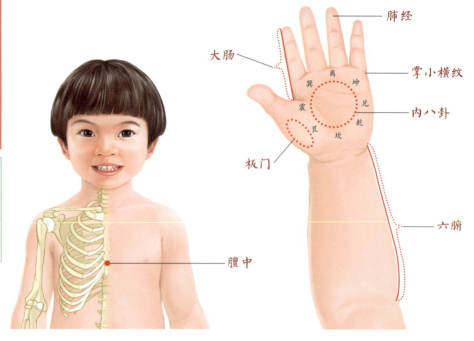

扫码看热性哮喘
推拿演示视频

推拿方法

清大肠

大肠： 位于食指桡侧缘，从食指尖至虎口成一直线。

做法： 用一只手托住孩子的手掌，暴露桡侧缘，然后用另一只手的拇指螺纹面从孩子虎口直推向食指指尖，推 100~300 次。

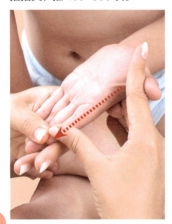

揉掌小横纹

掌小横纹： 在小指指根下，掌面尺侧纹头处。

做法： 用一只手抓住孩子的手，用另一只手的拇指或中指指端按揉掌小横纹 100~500 次。

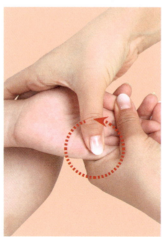

揉板门

板门： 位于拇指下，手掌大鱼际平面。

做法： 用一只手固定孩子的手掌，然后用另一只手的拇指揉其大鱼际 100~300 次。

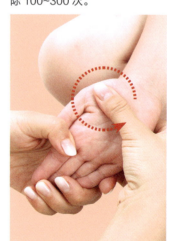

清肺经

肺经： 位于无名指末节螺纹面。

做法： 用一只手捏住孩子的无名指，用另一只手的拇指螺纹面从指根向指尖方向直推肺经 300 次。

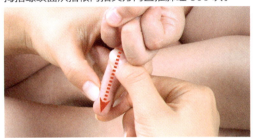

运内八卦

内八卦： 位于手掌面，以掌心为圆心，从圆心至中指根横纹约 2/3 处为半径，画一圆即是。分为乾宫、坎宫、艮宫、震宫、巽宫、离宫、坤宫、兑宫八宫。

做法： 用一只手托住孩子的四指，使掌心向上，拇指按在孩子的离宫处，然后用另一只手的食指、中指夹住孩子的腕关节，以拇指螺纹面用运法从乾宫起经坎宫、艮宫、震宫、巽宫、离宫、坤宫至兑宫止，运 100 次。

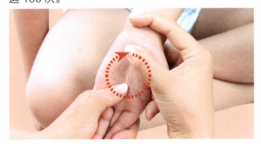

退六腑

六腑： 在前臂尺侧（小指侧），自肘关节至腕横纹成一条直线。

做法： 用一只手握住孩子的手腕，用另一只手的拇指指腹或食指、中指螺纹面从孩子的肘部下推到腕部，反复操作 100~300 次。

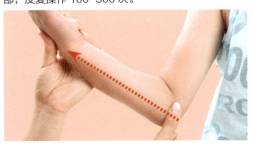

揉膻中

膻中： 位于两乳头连线中点处。

做法： 用一只手的中指指端揉膻中 50~100 次。

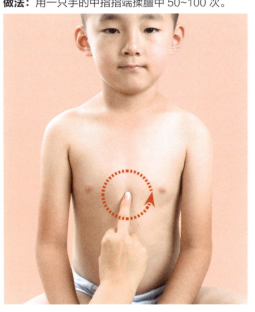

饮食调养原则

发作期： 多吃流质或半流质食物，如汁液、稀粥、汤等。

缓解期： 多吃含维生素丰富的蔬菜和水果。如新鲜大白菜、小白菜、萝卜、番茄、山药、莲子、橘子等，以修复因哮喘而受到损害的肺泡，提高孩子的免疫力。

平稳期： 清淡饮食，可选择猪瘦肉、鸡蛋、豆类等富含优质蛋白质的食物。

患病期间忌吃油腻食物和冷饮，否则会影响脾胃健康，加重病症。过甜的食物和辛辣食物都易生痰，也不宜吃。

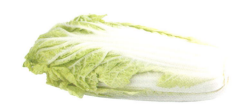

推拿+调养，帮助孩子更快、更好地战胜常见病

手足口病

手足口病是一种由肠道病毒引起的好发于小儿身上的传染病，其主要症状为口腔内、手、足等部位出现疱疹，多发于5岁以下儿童。需要特别注意的是，如患有手足口病，必须到正规医院接受治疗，本节介绍的推拿方法仅作为一种辅助手段。

扫码看手足口病
推拿演示视频

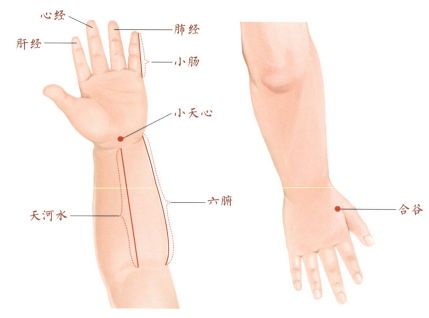

推拿方法

清心经
心经：位于中指末节螺纹面。
做法：让孩子伸出中指，用一只手的拇指螺纹面从指根向指尖方向直推心经100~300次。

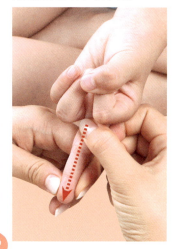

清肝经
肝经：位于食指末节螺纹面。
做法：用一只手捏住孩子食指，用另一只手的拇指螺纹面从指根向指尖方向直推肝经100~500次。

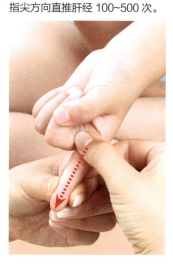

清肺经
肺经：位于无名指末节螺纹面。
做法：用一只手捏住孩子的无名指，用另一只手拇指螺纹面从指根向指尖方向直推肺经300次。

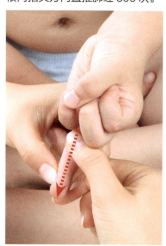

清小肠

小肠： 位于小指尺侧缘，自指尖到指根成一条直线。

做法： 用一只手托住孩子的手掌，露出小指尺侧缘，然后用另一只手的拇指螺纹面或食指桡侧缘从孩子小指指根推向指尖，推 100~300 次。

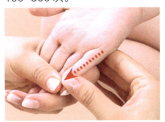

掐揉小天心

小天心： 位于手掌根部，大鱼际与小鱼际相接处的凹陷处。

做法： 先用拇指指甲掐小天心，再用食指和中指揉。反复操作 100 次。

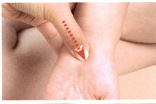

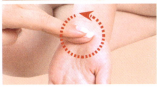

按揉合谷

合谷： 位于手背第 2 掌骨桡侧的中点处。

做法： 用一只手的拇指或中指按揉孩子的合谷 1~3 分钟。

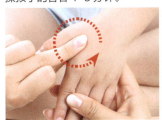

清天河水

天河水： 位于前臂内侧正中，自腕横纹至肘横纹成一直线。

做法： 用一只手握住孩子的手腕，使其掌心向上，然后用另一只手的食指、中指指腹从孩子的腕横纹推向肘横纹，推 300 次。

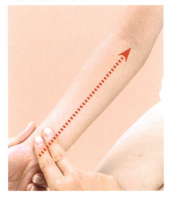

退六腑

六腑： 在前臂尺侧（小指侧），自肘关节至腕横纹成一条直线。

做法： 用一只手握住孩子的手腕，用另一只手的拇指或食指、中指螺纹面从孩子的肘部下推到腕部，反复操作 100~500 次。

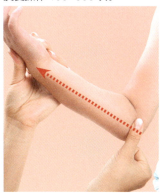

调养食谱

百合银耳粥

原料： 鲜百合 50 克，银耳 10 克，粳米 100 克。

做法： 1. 百合、银耳洗净并切碎，与粳米一同放入锅内，加适量水，煮成粥。

2. 一日 2~3 次，每次 1 碗。

功效： 百合银耳粥具有养阴润肺、养胃生津、益气健脾的作用，可缓解手足口病的症状。

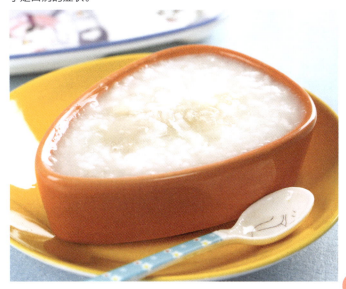

推拿+调养，帮助孩子更快、更好地战胜常见病

疱疹性咽峡炎

疱疹性咽峡炎是由肠道病毒引起的以急性发热和咽峡疱疹溃烂为特征的自限性疾病。其主要症状为发作时扁桃体前部、软腭、悬雍垂等部位会出现灰白色疱疹,常常会伴随高热,并有咽喉痛、头痛、厌食、口臭等症状。需要特别注意,如患有疱疹性咽峡炎,必须到正规医院接受治疗,本节介绍的推拿方法仅作为一种辅助手段。

扫码看疱疹性咽峡炎推拿演示视频

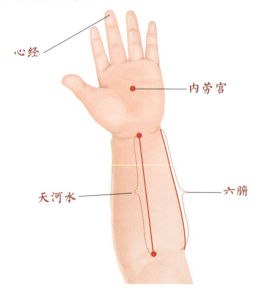

心经　内劳宫　天河水　六腑

推拿方法

清天河水
天河水: 位于前臂内侧正中,自腕横纹至肘横纹成一直线。
做法: 用一只手握住孩子的手腕,使其掌心向上,然后用另一只手的食指、中指指腹从孩子的腕横纹推向肘横纹,推 300 次。

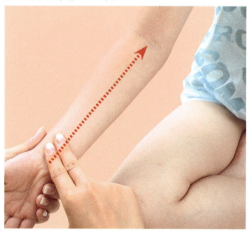

清心经
心经: 位于中指末节螺纹面。
做法: 让孩子伸出中指,用一只手的拇指螺纹面从指根向指尖方向直推心经 100~300 次。

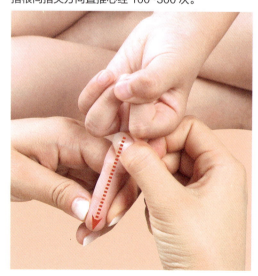

打马过天河

做法： 孩子取坐位，家长用左手捏住孩子的四指，将掌心向上，用右手拇指螺纹面运内劳宫穴，然后将孩子四指弯曲向上，用左手握住，再用右手食指、中指的指端从内关、间使循天河向上一起一落击打至洪池，如此为1次。以击打10~20次为宜。

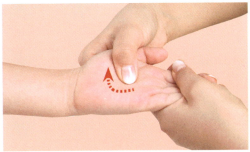

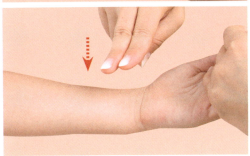

运内劳宫

内劳宫： 位于手掌心中间，屈指时中指、无名指端之间的中点处。

做法： 用一只手握住孩子的四指，用另一只手的拇指螺纹面或中指指端给孩子运内劳宫，运2分钟。

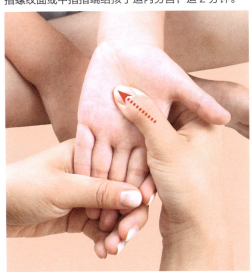

退六腑

六腑： 在前臂尺侧（小指侧），自肘关节至腕横纹成一条直线。

做法： 用一只手握住孩子的手腕，用另一只手的拇指或食指、中指螺纹面从孩子的肘部下推到腕部，反复操作100~500次。

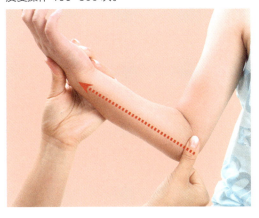

调养食谱

莲藕绿豆羹

原料： 莲藕100克，绿豆15克，蜂蜜适量。

做法： 1. 绿豆用清水浸泡2小时；莲藕洗净去皮，切成0.5厘米厚的藕片。

2. 藕片放入榨汁机中，榨成藕汁，倒入碗中。绿豆放入电压力锅或高压锅中煲至熟烂，连汤盛出，装入碗内。

3. 藕汁放入锅中，烧开，倒入绿豆汁，再烧煮至沸腾。凉凉后调入蜂蜜即可。

功效： 此羹能清热解毒，对缓解疱疹性咽峡炎的症状有一定效果。

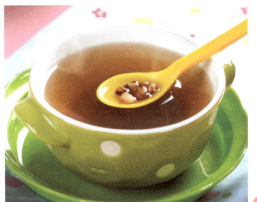

脾胃虚寒型流涎

脾胃虚寒型流涎是指因脾胃虚寒不能收摄津液而导致口水流出的病症。其主要症状为口水流不停、口水清而稀、面色苍白、四肢稍凉、大便稀、小便清。

扫码看脾胃虚寒型流涎推拿演示视频

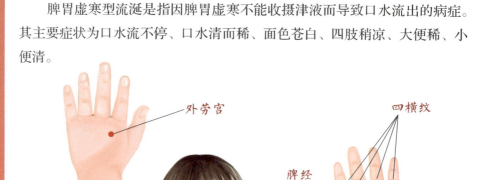

推拿方法

补脾经

脾经： 位于拇指桡侧缘或拇指螺纹面。

做法： 用一只手将孩子的拇指屈曲，用另一只手的拇指螺纹面顺着孩子拇指桡侧缘由指尖向指根方向直推100~300次。

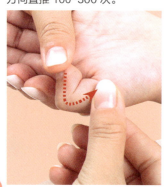

揉外劳宫

外劳宫： 在手背中，第2、3掌骨之间，掌指关节后0.5寸处。

做法： 用一只手的拇指或掌根揉孩子的外劳宫300次。

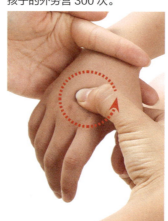

揉小天心

小天心： 位于手掌根部，大鱼际、小鱼际交接处的凹陷处。

做法： 用一只手握住孩子四指，使掌心向上，然后用另一只手的中指指端揉小天心100~300次。

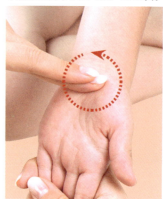

推四横纹

四横纹： 位于食指、中指、无名指、小指掌侧近端指关节处。

做法： 用一只手将孩子一只手的四指并拢，用另一只手的拇指指端桡侧从孩子食指横纹滑向小指横纹，推100~300次。

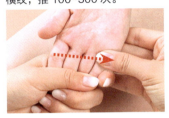

揉板门

板门： 位于拇指下，手掌大鱼际平面。

做法： 用一只手固定孩子的手掌，然后用另一只手的拇指揉孩子的大鱼际50~100次。

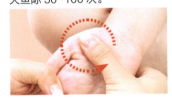

按揉脾俞、胃俞

脾俞： 位于背部，在第11胸椎棘突下，左右各旁开1.5寸处。

胃俞： 位于背部，在第12胸椎棘突下，左右各旁开1.5寸处。

做法： 用两手拇指或食指、中指指腹按揉孩子的脾俞、胃俞各1分钟。

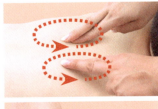
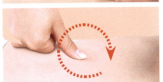

推三关

三关： 位于前臂桡侧，腕横纹至肘横纹成一直线。

做法： 用一只手握住孩子的手腕，然后用另一只手的拇指桡侧面或食指、中指的指面从孩子的手腕推向肘部，推100~300次。

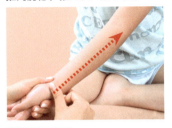

揉足三里

足三里： 位于小腿外侧，外膝眼下3寸处。

做法： 用拇指指端着力按揉50~100次。

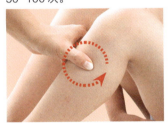

分推腹阴阳

做法： 家长用双手拇指自剑突下分别沿肋弓下缘或自中脘到脐，向两旁分推100~200次。

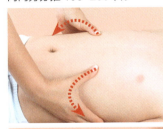
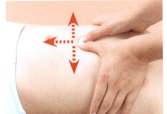

摩腹

做法： 用一只手四指指腹或全掌着力做顺时针旋转摩腹。每次5分钟。

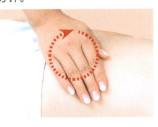

揉三阴交

三阴交： 位于内踝尖直上3寸处。

做法： 用拇指或食指指端按揉，按3~5次，揉20~30次。

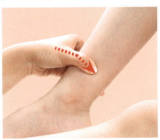

调养食谱

益智粥

原料： 益智仁10克，白茯苓15克，粳米30克。

做法： 1. 将益智仁和白茯苓烘干后，研成细末。

2. 把粳米淘净煮成稀粥。

3. 待粥将熟时放入药粉3克（其余留待以后使用），稍煮服用。

功效： 可益脾、暖肾、固气。适用于小儿流涎且属虚寒型者。

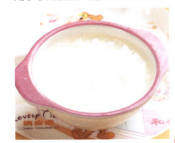

推拿+调养，帮助孩子更快、更好地战胜常见病

脾胃积热型流涎

脾胃积热型流涎多是因为小儿阳气比较旺盛，或食积上火导致的。其主要症状为流口水不停、嘴角糜烂、口臭、便秘、小便发黄。

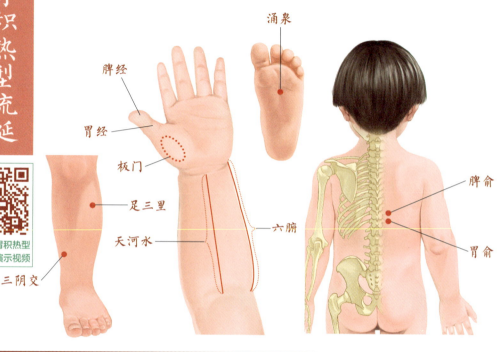

扫码看脾胃积热型流涎推拿演示视频

推拿方法

补脾经

脾经： 位于拇指桡侧缘或拇指螺纹面。

做法： 用一只手将孩子的拇指屈曲，用另一只手的拇指螺纹面顺着孩子拇指桡侧缘由指尖向指根方向直推100~300次。

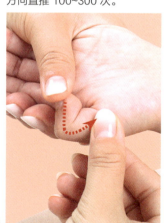

清胃经

胃经： 位于手掌面拇指第一节。

做法： 用一只手固定孩子的手掌，使露出拇指，然后用另一只手的拇指或食指、中指从孩子的掌根处推到拇指根部，推100~500次。

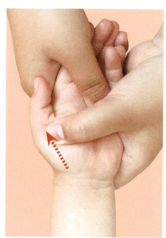

清天河水

天河水： 位于前臂内侧正中，自腕横纹至肘横纹成一直线。

做法： 用一只手握住孩子的手腕，然后用另一只手的食指、中指指腹自其腕横纹推向肘横纹，推100~500次。推的方向一定是从腕到肘，不可反向操作。

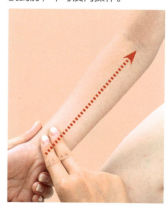

退六腑

六腑： 在前臂尺侧（小指侧），自肘关节至腕横纹成一条直线。

做法： 用一只手握住孩子的手腕，用另一只手的拇指或食指、中指螺纹面从孩子的肘部下推到腕部，反复操作100~300遍。

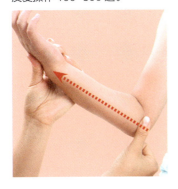

按揉脾俞、胃俞

脾俞： 位于背部，在第11胸椎棘突下，左右各旁开1.5寸处。

胃俞： 位于背部，在第12胸椎棘突下，左右各旁开1.5寸处。

做法： 用两手拇指或食指、中指指腹按揉孩子的脾俞、胃俞各1分钟。

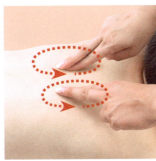

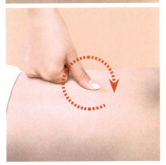

揉板门

板门： 位于拇指下，手掌大鱼际平面。

做法： 用一只手固定孩子的手掌，然后用另一只手的拇指揉孩子的大鱼际50~100次。

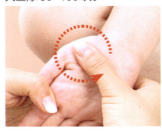

摩腹

做法： 用一只手四指指腹或全掌着力做顺时针旋转摩腹。每次5分钟。

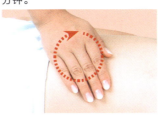

揉三阴交

三阴交： 位于内踝尖直上3寸处。

做法： 用拇指或食指指端按揉，按3~5次，每次20~30下。

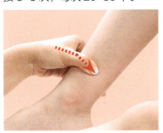

分推腹阴阳

做法： 家长用双手拇指自剑突下分别沿肋弓下缘或自中脘到脐，向两旁分推100~200次。

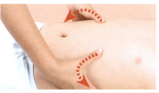

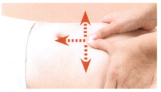

揉涌泉

涌泉： 位于足底前1/3与后2/3交界处的中央凹陷处。

做法： 用一只手的拇指指腹给孩子揉涌泉穴30~50次。

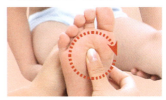

揉足三里

足三里： 位于小腿外侧，外膝眼下3寸处。

做法： 用拇指指端着力按揉50~100次。

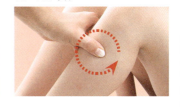

饮食调养原则

1. 饮食宜清淡，多吃各种新鲜水果、蔬菜。

2. 忌吃辛辣刺激的食物，如辣椒、大蒜、生姜等。忌吃寒凉食物，如冷饮等。

3. 忌酒以及含酒精的食物。

风火牙痛

风火牙痛的孩子多表现为牙齿胀痛,受热或吃辛辣食物后疼痛加重,患处遇冷则痛感稍减,牙龈红肿,不能咀嚼食物,口干。

推拿方法

按揉太阳
太阳: 位于眉梢与眼角延长线相交处,眉后按之凹陷处。
做法: 用两手拇指或中指按揉孩子的太阳穴1分钟。

点揉风池
风池: 位于枕骨下,胸锁乳突肌与斜方肌上段之间的凹陷处。
做法: 用两手拇指或中指点揉孩子的左右两个风池各1分钟。

扫码看风火牙痛推拿演示视频

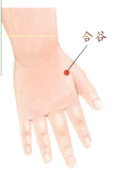
合谷

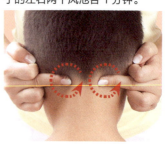

按揉合谷
合谷: 位于手背第2掌骨桡侧的中点处。
做法: 用一只手的拇指或中指按揉孩子的合谷1~3分钟。

擦背部
做法: 用一只手的手掌蘸酒平擦孩子背部1~3分钟。

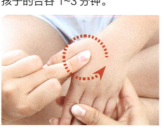
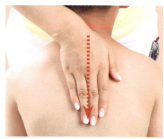

太阳

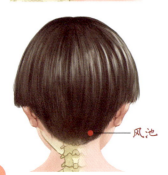
风池

调养食谱

草莓汁
原料: 草莓250克,白糖适量。
做法: 将草莓洗净榨汁,调入白糖饮服。每日1剂。
功效: 草莓有清热润燥的功效,适合风火牙痛的孩子食用。

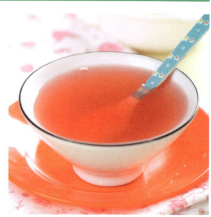

风寒牙痛的孩子多表现为牙龈疼痛，初起轻微，逐渐加重，喝点热水稍感舒适，受寒着凉后则牙痛加重。

推拿方法

点揉风池
风池：位于枕骨下，胸锁乳突肌与斜方肌上端之间的凹陷处。

做法：用两手拇指或中指点揉孩子的左右两个风池各1分钟。

按揉合谷
合谷：位于手背第2掌骨桡侧的中点处。

做法：用一只手的拇指或中指按揉孩子的合谷1~3分钟。

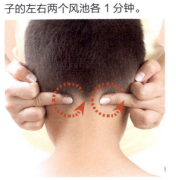
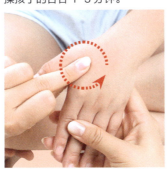
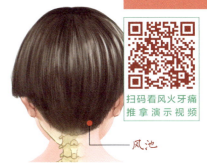

扫码看风火牙痛推拿演示视频

风池

分推肩胛骨
做法：家长用双手拇指沿孩子双肩胛骨骨缝从上向下做弯月形分推100次。

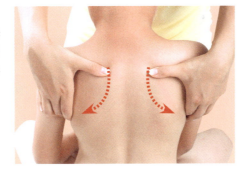
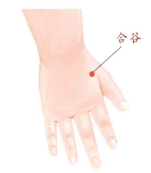

合谷

调养食谱

羊奶鸡蛋羹
原料：羊奶250毫升，鸡蛋2个，冰糖50克。

做法：用适量清水将冰糖煮化，倒入羊奶煮沸，打入鸡蛋，搅拌均匀煮沸即可。

功效：此羹可温润补虚，有利于缓解牙痛症状。

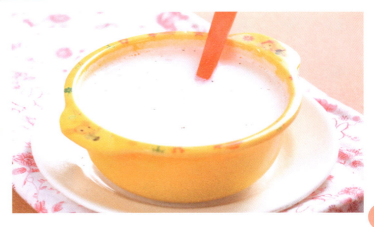

风寒牙痛

推拿+调养，帮助孩子更快、更好地战胜常见病

肺胃热盛型咽炎

肺胃热盛型咽炎指饮食不慎或过食辛辣食物及肉食，以致肺胃内热，热毒上攻引起的咽炎。主要症状为咽部红肿热痛、严重者吞咽困难、伴口干、偶尔咳嗽、咳出来的痰黄稠、大便干、小便黄。

扫码看肺胃热盛型咽炎推拿演示视频

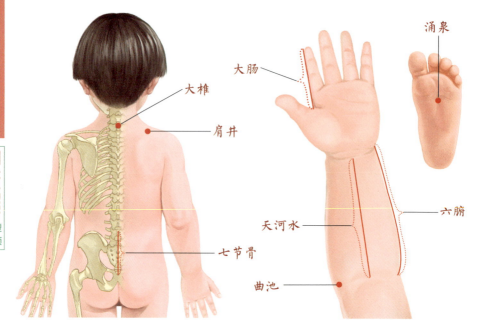

推拿方法

清大肠

大肠：位于食指桡侧缘，从食指尖至虎口成一直线。

做法：用一只手托住孩子的手掌，暴露桡侧缘，然后用另一只手的拇指螺纹面从孩子手掌虎口推向食指指尖。推 100~300 次。

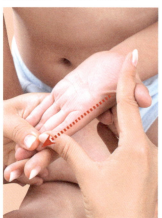

退六腑

六腑：在前臂尺侧（小指侧），自肘关节至腕横纹成一条直线。

做法：用一只手握住孩子的手腕，用另一只手的拇指或食指、中指二指螺纹面从孩子的肘部下推到腕部，反复操作 100~500 次。

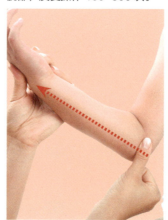

清天河水

天河水：位于前臂内侧正中，自腕横纹至肘横纹成一条直线。

做法：用一只手握住孩子的手腕，使其掌心向上，然后用另一只手的食指、中指指腹自孩子腕横纹推向肘横纹，推 100~500 次。推的方向一定是从腕到肘，不可反向操作！

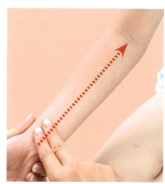

按揉曲池
曲池： 位于肘部，曲肘，横纹尽处，即肱骨外上髁内缘凹陷处。
做法： 用一只手的拇指或中指指腹按揉孩子的曲池30次。

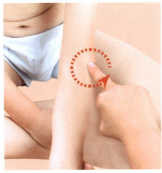

推下七节骨
七节骨： 自背部正中线第4腰椎至尾椎上端成一直线。
做法： 让孩子俯卧，用一只手的拇指或食指、中指指腹自上而下直推孩子的七节骨100~300次。

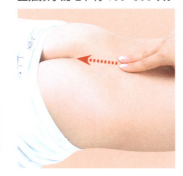

按揉涌泉
涌泉： 位于足底前1/3与后2/3交界处的中央凹陷处。
做法： 用一只手的拇指指腹给孩子揉涌泉穴30~50次。

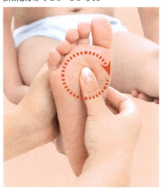

拿肩井
肩井： 位于大椎与肩峰连线的中点，肩部筋肉处。
做法： 用一只手的拇指、食指、中指提拿肩井3~5次。

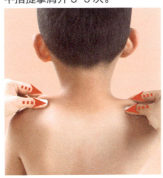

揉大椎
大椎： 位于第7颈椎棘突和第1胸椎棘突的凹陷处。
做法： 用一只手的中指指端按揉20~30次。

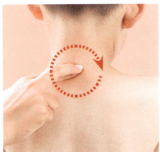

调养食谱

蜂蜜茶
原料： 野菊花5克，绿茶3克，蜂蜜1汤匙。
做法： 1. 先将野菊花洗净，与绿茶共置杯中，用沸水冲泡，10分钟后加蜂蜜搅匀即可。
2. 每日1剂，分多次饮用，喝完可续水再泡再饮。
功效： 此茶清热解毒、润肺利咽。野菊花有清热解毒、利咽散肿的功效。

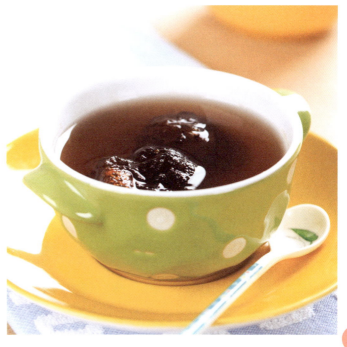

推拿+调养，帮助孩子更快、更好地战胜常见病

肺肾阴虚型咽炎

肺肾阴虚型咽炎指久病或疾病反复发作后,肾阴不足、肺阴虚损而引起的咽炎。其主要症状为咽部不舒服、咽喉发干且痒,可出现刺激性咳嗽、少痰、气短乏力,或头晕目眩、神疲乏力。

扫码看肺肾阴虚型咽炎推拿演示视频

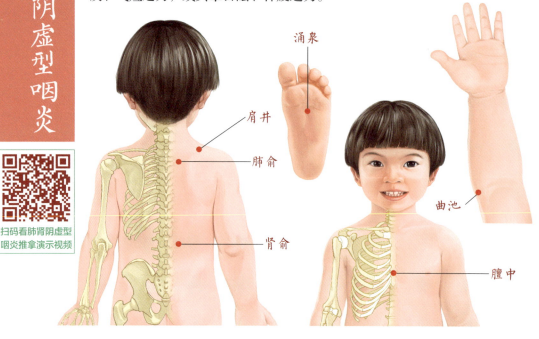

推拿方法

按揉曲池

曲池: 位于肘部,曲肘,横纹尽处,即肱骨外上髁内缘凹陷处。

做法: 用一只手的拇指或中指指腹按揉孩子的曲池30次。

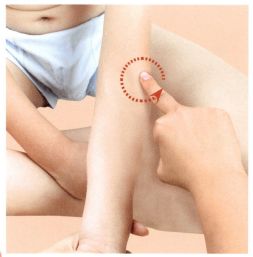

揉膻中

膻中: 位于两乳头连线中点处。

做法: 用一只手的中指指端揉膻中50~100次。

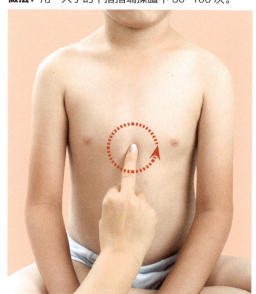

拿肩井

肩井： 位于大椎与肩峰连线的中点，肩部筋肉处。

做法： 用一只手的拇指、食指、中指提拿肩井 3~5 次。

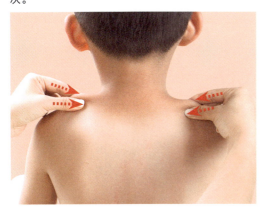

按揉肺俞、肾俞

肺俞： 位于背部，在第 3 胸椎棘突下，左右各旁开 1.5 寸处。

肾俞： 位于背部，在第 2 腰椎棘突下，左右各旁开 1.5 寸处。

做法： 用两手的拇指或食指按揉孩子的肺俞、肾俞各 1 分钟。

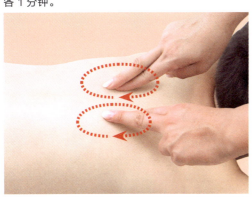

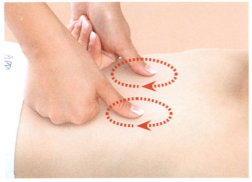

按揉涌泉

涌泉： 位于足底前 1/3 与后 2/3 交界处的中央凹陷处。

做法： 用一只手的拇指指腹给孩子揉涌泉穴 30~50 次。

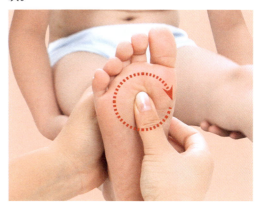

饮食调养原则

急性期： 饮食宜清淡，宜吃含水分多又易吸收的食物，如稀米汤、果汁、绿豆汤等。

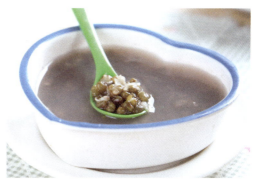

慢性期： 宜吃新鲜蔬菜、水果、豆类及滋润的食品，如黄豆、豆腐、豆浆、梨、冰糖、百合汤等。

平时： 要多饮水，因为水可以帮助人体排出体内毒素，让身体各个部位都运行顺畅。

注意少吃熏制、腊制及过冷过热的食物。少吃辛辣、煎炸及刺激性食物，如姜、辣椒、大蒜、油条等。

寒性呕吐

小儿脾胃功能薄弱，寒邪侵袭胃腑后引起的呕吐即为寒性呕吐。其主要症状为进食一段时间后才呕吐、面色苍白、全身无力、四肢发凉、腹痛、大便稀薄。

扫码看寒性呕吐推拿演示视频

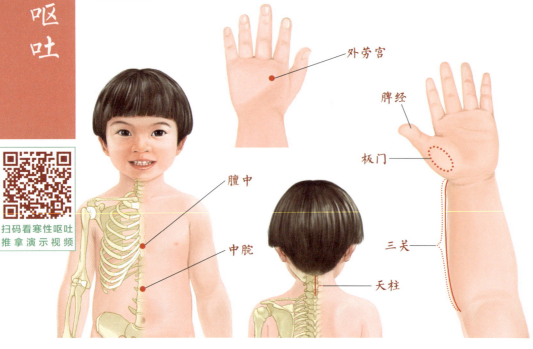

推拿方法

清脾经
脾经： 位于拇指桡侧缘或拇指螺纹面。

做法： 用一只手将孩子的拇指伸展，用另一只手的拇指螺纹面顺着孩子拇指桡侧缘由指根向指尖方向直推100~300次。

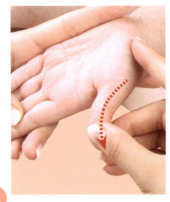

横纹推向板门
板门： 位于拇指下，手掌大鱼际平面。

做法： 用一只手的拇指从孩子腕横纹推向拇指根，推100~300次。

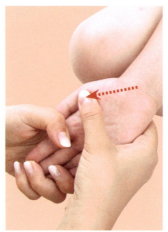

揉板门
板门： 在拇指下，手掌大鱼际平面。

做法： 用一只手固定孩子的手掌，然后用另一只手的拇指指端揉孩子的大鱼际50~100次。

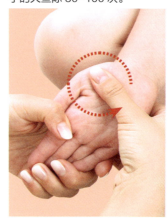

揉外劳宫
外劳宫： 在手背中，第2、3掌骨之间，掌指关节后0.5寸处。
做法： 用一只手的拇指或掌根揉孩子的外劳宫300次。

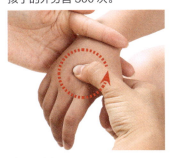

推三关
三关： 位于前臂桡侧，腕横纹至肘横纹成一直线。
做法： 用一只手握住孩子的手腕，然后用另一只手的拇指桡侧面或食指、中指的指面从孩子的手腕推向肘部，推100~300次。

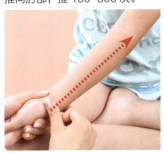

推天柱
天柱： 从后发际正中，自上而下至大椎穴成一直线。
做法： 用一只手的拇指螺纹面或食指、中指指腹着力自上而下直推天柱，推100~300次。

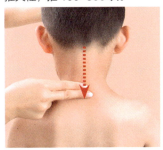

揉膻中
膻中： 位于两乳头连线中点处。
做法： 用一只手的中指指端揉膻中50~100次。

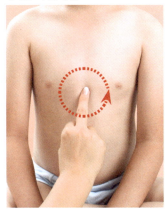

分推腹阴阳
做法： 家长用双手拇指自剑突下分别沿肋弓下缘或自中脘到脐，向两旁分推100~200次。

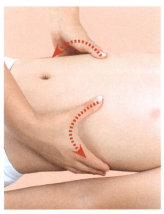

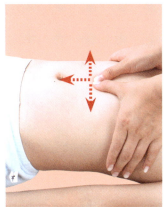

摩中脘
中脘： 位于脐上4寸处。
做法： 用掌心或四指旋摩中脘穴5分钟。

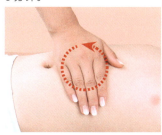

摩腹
做法： 让孩子平躺，用一只手的四指指腹或全掌着力做顺时针旋转摩腹。每次5分钟。

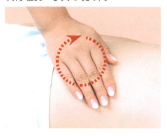

调养食谱

藕汁生姜露
原料： 鲜嫩藕200克，生姜20克，蜂蜜30克。
做法： 鲜嫩藕、生姜洗净榨汁，调入蜂蜜即可。
功效： 藕性凉味甘，有清热生津、凉血止血的功效。食用藕汁生姜露可缓解呕吐的症状。

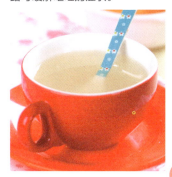

推拿＋调养，帮助孩子更快、更好地战胜常见病

热性呕吐

小儿脾胃功能薄弱,热邪侵袭胃腑后引起的呕吐即为热性呕吐。其主要症状为吃后就吐、呕吐物有酸臭味、发热口渴、烦躁不安、大便臭、小便黄,嘴唇红。

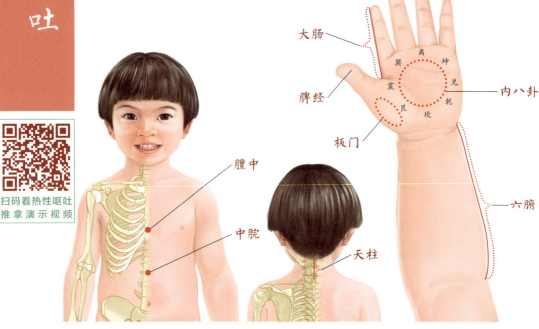

推拿方法

清大肠
大肠: 位于食指桡侧缘,从食指尖至虎口成一直线。
做法: 用一只手托住孩子的手掌,暴露桡侧缘,然后用另一只手的拇指螺纹面从孩子手掌虎口推向食指指尖。推100~300次。

清脾经
脾经: 位于拇指桡侧缘或拇指螺纹面。
做法: 用一只手将孩子的拇指伸展,用另一只手的拇指螺纹面顺着孩子拇指桡侧缘由指根向指尖方向直推100~300次。

揉板门
板门: 在拇指下,手掌大鱼际平面。
做法: 用一只手固定孩子的手掌,然后用另一只手的拇指端揉孩子的大鱼际50~100次。

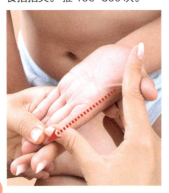
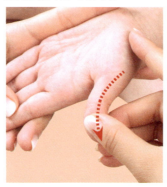
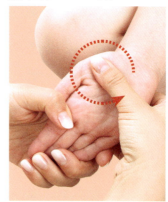

运内八卦

内八卦： 位于手掌面，以掌心为圆心，从圆心至中指根横纹约 2/3 处为半径，画一圆即是。分为乾宫、坎宫、艮宫、震宫、巽宫、离宫、坤宫、兑宫八宫。

做法： 用一只手托住孩子的四指，使掌心向上，拇指按在孩子的离宫处，然后用另一只手的食指、中指夹住孩子的腕关节，以拇指螺纹面用运法从乾宫起经坎宫、艮宫、震宫、巽宫、离宫、坤宫至兑宫止，运 100 次。

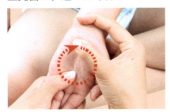

退六腑

六腑： 在前臂尺侧（小指侧），自肘关节至腕横纹成一条直线。

做法： 用一只手握住孩子的手腕，用另一只手的拇指或食指、中指螺纹面从孩子的肘部下推到腕部，反复操作 100~500 次。

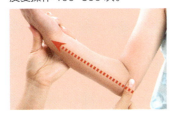

摩腹

做法： 让孩子平躺，用一只手的四指指腹或全掌着力做顺时针旋转摩腹。每次 5 分钟。

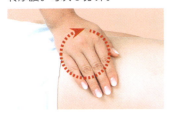

横纹推向板门

板门： 位于拇指下，手掌大鱼际平面。

做法： 用一只手的拇指从孩子腕横纹推向拇指根 100~300 次。

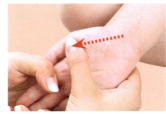

分推腹阴阳

做法： 家长用双手拇指自剑突下分别沿肋弓下缘或自中脘到脐，向两旁分推 100~200 次。

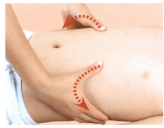
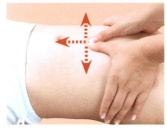

推天柱

天柱： 从后发际正中，自上而下至大椎穴成一直线。

做法： 用一只手的拇指螺纹面或食指、中指指腹着力自上而下直推天柱，推 100~300 次。

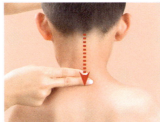

揉膻中

膻中： 位于两乳头连线中点处。

做法： 用一只手的中指指端揉膻中 50~100 次。

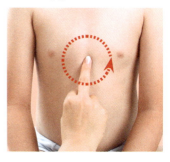

摩中脘

中脘： 位于脐上 4 寸处。

做法： 用掌心或四指旋摩中脘穴 5 分钟。

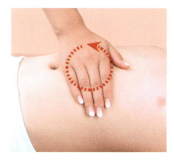

饮食调养原则

可多吃一些有消食化滞功效的食物，如山楂、乌梅、香蕉、苹果、柚子等水果。

注意不要吃生冷食物、辛辣食物。煎、炸、烤、熏、油腻的食物也不宜吃，这些食物不易消化。

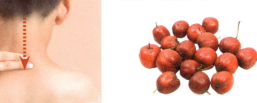

伤食吐

小儿饮食没有节制，或吃了过于生冷、油腻、不干净的食物损伤脾胃导致的呕吐即为伤食吐。其主要症状为呕吐酸腐或不消化食物、口气发臭、肚子胀痛、大便酸臭。

扫码看伤食吐推拿演示视频

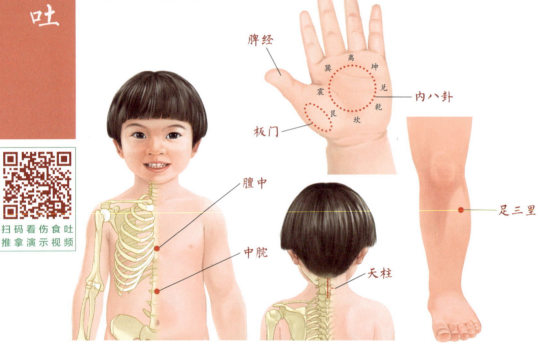

推拿方法

补脾经
脾经：位于拇指桡侧缘或拇指螺纹面。
做法：用一只手将孩子的拇指屈曲，用另一只手拇指螺纹面顺着孩子拇指桡侧缘由指尖向指根方向直推100~300次。

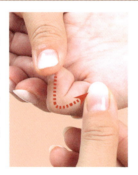

横纹推向板门
板门：位于拇指下，手掌大鱼际平面。
做法：用一只手的拇指从孩子腕横纹推向拇指根100~300次。

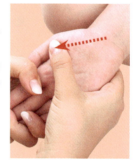

揉膻中
膻中：位于两乳头连线中点处。
做法：用一只手的中指指端揉膻中50~100次。

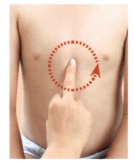

揉板门
板门：在拇指下，手掌大鱼际平面。
做法：用一只手固定孩子的手掌，然后用另一只手的拇指指端揉孩子的大鱼际50~100次。

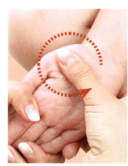

运内八卦

内八卦： 位于手掌面，以掌心为圆心，从圆心至中指根横纹约 2/3 处为半径，画一圆即是。分为乾宫、坎宫、艮宫、震宫、巽宫、离宫、坤宫、兑宫八宫。

做法： 用一只手托住孩子的四指，使掌心向上，拇指按在孩子的离宫处，然后用另一只手的食指、中指夹住孩子的腕关节，以拇指螺纹面用运法从乾宫起经坎宫、艮宫、震宫、巽宫、离宫、坤宫至兑宫止，运 100 次。

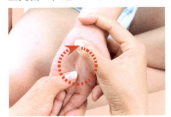

摩中脘

中脘： 位于脐上 4 寸处。

做法： 用掌心或四指旋摩中脘穴 5 分钟。

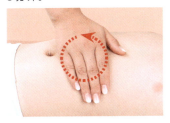

推天柱

天柱： 从后发际正中，自上而下至大椎穴成一直线。

做法： 用一只手的拇指螺纹面或食指、中指指腹着力自上而下直推天柱，推 100~300 次。

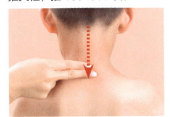

分推腹阴阳

做法： 家长用双手拇指自剑突下分别沿肋弓下缘或自中脘到脐，向两旁分推 100~200 次。

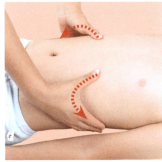

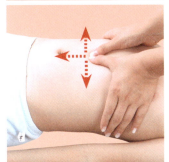

摩腹

做法： 让孩子平躺，用一只手的四指指腹或全掌着力做顺时针旋转摩腹。每次 5 分钟。

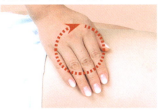

按揉足三里

足三里： 位于小腿外侧，外膝眼下 3 寸处。

做法： 用一只手的拇指或中指按揉并弹拨孩子的足三里 50~100 次。

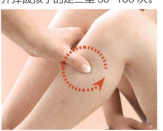

调养食谱

陈皮红枣汤

原料： 陈皮 5 克，红枣 5 颗，紫苏叶 3 克。

做法： 1. 所有材料洗净，红枣去核。

2. 将陈皮、红枣和紫苏叶入锅，加水熬取汁液 50 毫升，日服 3 次，红枣可吃。

功效： 此汤温中、散寒、和胃、止呕，适用于进食则吐、吐物口臭、面白、舌苔白的孩子。

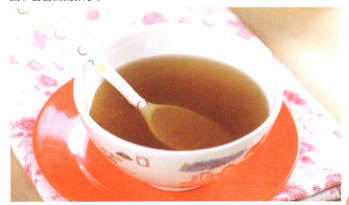

胃阴不足型厌食

胃阴不足型厌食多是由喂养不当、饮食过于滋补或孩子偏食、乱吃零食的不良习惯而导致的。其主要症状为不想吃饭、总是口干、总想喝水、手心脚心发热、便秘、小便发黄。

扫码看胃阴不足型厌食推拿演示视频

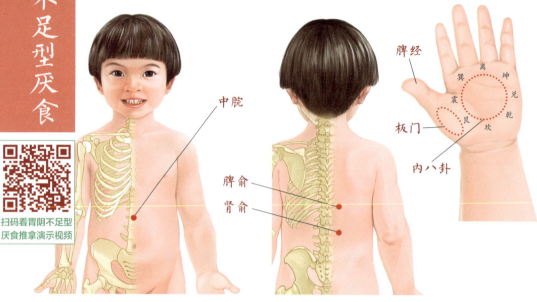

推拿方法

补脾经

脾经： 位于拇指桡侧缘或拇指螺纹面。

做法： 用一只手将孩子的拇指屈曲，用另一只手的拇指螺纹面顺着孩子拇指桡侧缘由指尖向指根方向直推 100~300 次。

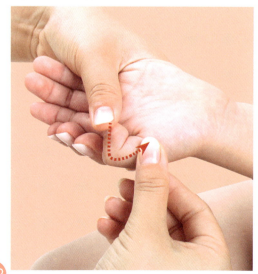

运内八卦

内八卦： 位于手掌面，以掌心为圆心，从圆心至中指根横纹约 2/3 处为半径，画一圆即是。分为乾宫、坎宫、艮宫、震宫、巽宫、离宫、坤宫、兑宫八宫。

做法： 用一只手托住孩子的四指，使掌心向上，拇指按在孩子的离宫处，然后用另一只手的食指、中指夹住孩子的腕关节，以拇指螺纹面用运法从乾宫起经坎宫、艮宫、震宫、巽宫、离宫、坤宫至兑宫止，运 100 次。

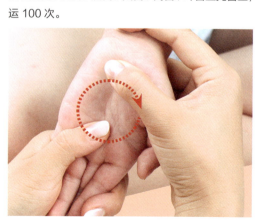

揉板门

板门：在拇指下，手掌大鱼际平面。

做法：用一只手固定孩子的手掌，然后用另一只手的拇指端揉孩子的大鱼际100~300次。

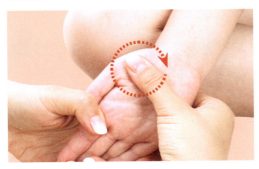

按揉脾俞

脾俞：位于背部，在第11胸椎棘突下，左右各旁开1.5寸处。

做法：用两手的食指、中指指腹按揉脾俞50~100次。

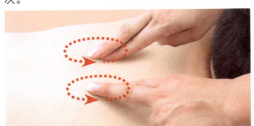

按揉肾俞

肾俞：位于背部，在第2腰椎棘突下，左右各旁开1.5寸处。

做法：两手的拇指螺纹面分别置于左右穴位处揉动50~100次。

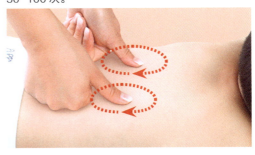

揉中脘

中脘：位于脐上4寸处。

做法：用一只手的拇指或食指螺纹面揉中脘100~300次。

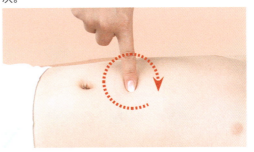

饮食调养原则

1. 让孩子养成良好的饮食习惯，要定时进食、不挑食。

2. 多吃蔬菜和水果，保持大便通畅。

3. 在断奶以前就要经常让孩子吃一些流质、半流质食物，以使他们对奶以外的五谷类食物感兴趣；此外，还要设法经常变换花样、品种，以免孩子对单调的饮食产生厌恶情绪。

4. 少吃不易消化的食物，如糯米饭、黄豆、蚕豆、炒花生、红枣、桂圆、板栗、榛子、松子、柿子、柿饼、肥肉及一切生冷食物。

5. 少吃味精，味精的主要成分谷氨酸钠会导致婴幼儿缺锌。缺锌可使孩子舌头上的味蕾功能减退，从而造成更为严重的厌食。

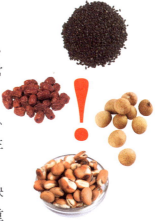

推拿+调养，帮助孩子更快、更好地战胜常见病

脾胃气虚型厌食

小儿热病伤津、用药不当、饮食过于寒凉或过于温燥，都会耗伤脾胃之气，引发脾胃气虚型厌食。其主要症状为不想吃饭、面色发黄、没精神、不想说话、浑身乏力、大便里夹杂着食物残渣。

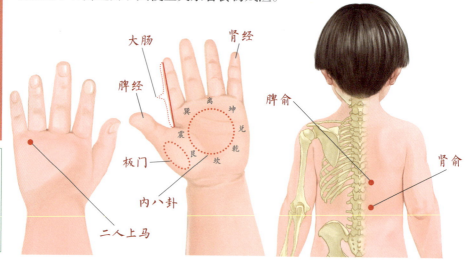

扫码看脾胃气虚型厌食推拿演示视频

推拿方法

补大肠
大肠：位于食指桡侧缘，从食指尖至虎口成一直线。
做法：用一只手托住孩子的手掌，暴露食指桡侧缘，然后用另一只手的拇指螺纹面从孩子食指指尖直推向虎口，推100~300次。

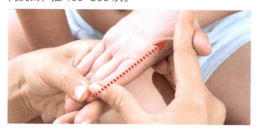

补脾经
脾经：位于拇指桡侧缘或拇指螺纹面。
做法：用一只手将孩子的拇指屈曲，用另一只手的拇指螺纹面顺着孩子拇指桡侧缘由指尖向指根方向直推100~300次。

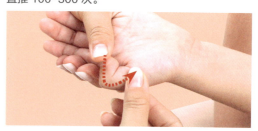

补肾经
肾经：位于小指末节螺纹面。
做法：用一只手捏住孩子的小指，另一只手拇指螺纹面从指根向指尖方向直推肾经100~300次。

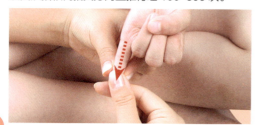

揉板门
板门：在拇指下，手掌大鱼际平面。
做法：用一只手固定孩子的手掌，然后用另一只手的拇指指端揉孩子的大鱼际100~300次。

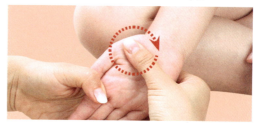

揉二人上马

二人上马： 位于手背无名指与小指掌骨小头后凹陷中。

做法： 用一只手的拇指、中指相向用力揉二人上马 100~500 次。

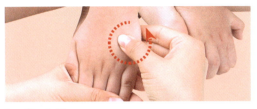

运内八卦

内八卦： 位于手掌面，以掌心为圆心，从圆心至中指根横纹约 2/3 处为半径，画一圆即是。分为乾宫、坎宫、艮宫、震宫、巽宫、离宫、坤宫、兑宫八宫。

做法： 用一只手托住孩子的四指，使掌心向上，拇指按在孩子的离宫处，然后用另一只手的食指、中指夹住孩子的腕关节，以拇指螺纹面用运法从乾宫起经坎宫、艮宫、震宫、巽宫、离宫、坤宫至兑宫止，运 100 次。

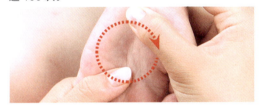

摩腹

做法： 让孩子平躺，用一只手的四指指腹或全掌着力做顺时针旋转摩腹。每次 5 分钟。

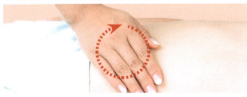

按揉肾俞

肾俞： 位于第 2 腰椎棘突之间，左右各旁开 1.5 寸处。

做法： 两手拇指螺纹面分别置于左右穴位揉动 50~100 次。

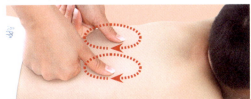

按揉脾俞

脾俞： 位于背部，在第 11 胸椎棘突下，左右各旁开 1.5 寸处。

做法： 用两手食指、中指指腹按揉脾俞 50~100 次。

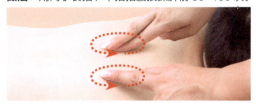

捏脊

做法： 让孩子俯卧，背部裸露，在孩子背部涂抹适量滑石粉。家长将双手的中指、无名指和小指握成半拳状，食指半屈，拇指伸直对准食指前半段，然后顶住孩子的背部皮肤，拇指、食指前移，提拿皮肉，同时向上捻动，自脊柱两侧双手交替向前推动至大椎两旁。每天睡前给孩子捏 3~5 遍。

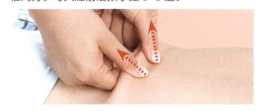

调养食谱

山楂粳米粥

原料： 山楂 30 克，粳米 100 克，白糖 10 克。

做法： 1. 将山楂去子洗净，放入砂锅中煎取浓汁，去渣后放入粳米、白糖一同煮粥。

2. 一次吃完。7~10 日为 1 个疗程，不宜空腹食用。

功效： 此粥适用于孩子脾胃失调引起的厌食，症见食欲减退、吐出不化奶块或不化食物、腹胀而软、腹泻、大便不化、烦躁哭闹等。

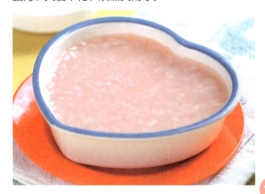

积食

积食是因婴幼儿脾胃受伤，脾胃功能失调，导致乳食在体内停滞，累积而不消化造成的。其主要症状为形体消瘦、体重不增、肚子胀、吃饭不香、精神不振、睡眠不安稳、大便发臭。

扫码看积食推拿演示视频

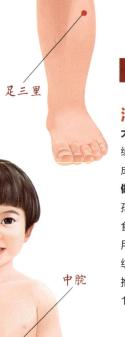

足三里

中脘

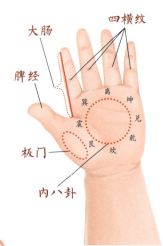

大肠 四横纹 脾经 板门 内八卦

推拿方法

清大肠

大肠： 位于食指桡侧缘，从食指尖至虎口成一直线。

做法： 用一只手托住孩子的手掌，暴露食指桡侧缘，然后用另一只手的拇指螺纹面从孩子手掌虎口推向食指指尖。推100~300次。

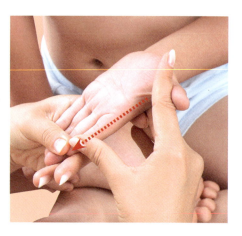

补脾经

脾经： 位于拇指桡侧缘或拇指螺纹面。

做法： 用一只手将孩子的拇指屈曲，用另一只手的拇指螺纹面顺着孩子拇指桡侧缘由指尖向指根方向直推100~300次。

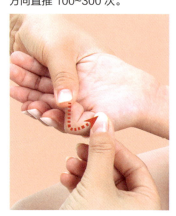

揉板门

板门： 在拇指下，手掌大鱼际平面。

做法： 用一只手固定孩子的手掌，然后用另一只手的拇指指端揉孩子的大鱼际50~100次。

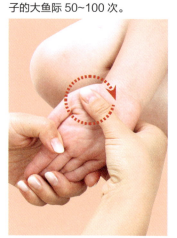

运内八卦

内八卦：位于手掌面，以掌心为圆心，从圆心至中指根横纹约 2/3 处为半径，画一圆即是。分为乾宫、坎宫、艮宫、震宫、巽宫、离宫、坤宫、兑宫八宫。

做法：用一只手托住孩子的四指，使掌心向上，拇指按在孩子的离宫处，然后用另一只手的食指、中指夹住孩子的腕关节，以拇指螺纹面用运法从乾宫起经坎宫、艮宫、震宫、巽宫、离宫、坤宫至兑宫止，运 100 次。

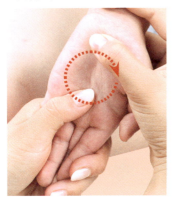

推四横纹

四横纹：位于食指、中指、无名指、小指掌侧近端指关节处。

做法：用一只手将孩子一只手的四指并拢，用另一只手的拇指指端桡侧从孩子食指横纹滑向小指横纹，推 100~300 次。

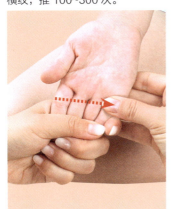

揉中脘

中脘：位于肚脐正中直上 4 寸处。

做法：用一只手的拇指或食指揉中脘 100~300 次。

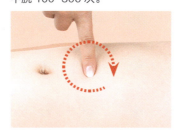

揉足三里

足三里：位于小腿外侧，外膝眼下 3 寸处。

做法：用拇指指端着力按揉 50~100 次。

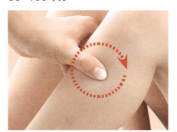

分推腹阴阳

做法：家长用双手拇指自剑突下分别沿肋弓下缘或自中脘到脐，向两旁分推 100~200 次。

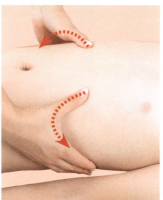

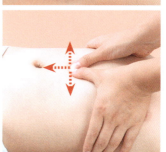

调养食谱

山楂红糖水

原料：山楂 60 克，红糖 30 克。

做法：山楂去子洗净放入砂锅中加水熬煮，熟烂时加入红糖稍煮沸即可。

功效：山楂健脾胃、促消化，适合给积食的孩子食用。

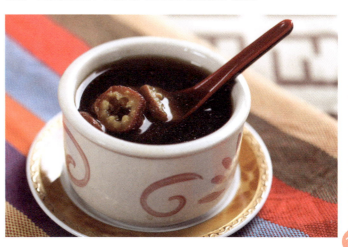

推拿+调养，帮助孩子更快、更好地战胜常见病

疳症

疳症多是由饮食不卫生、喂养不当、疾病影响或先天体质虚弱所致的。其主要症状为面色发黄或苍白、头发枯黄稀疏、骨瘦如柴、没有精神、睡觉不安稳、哭声小、肚子凹陷。

扫码看疳症推拿演示视频

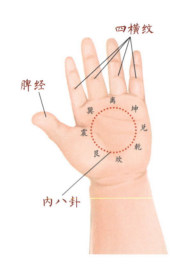
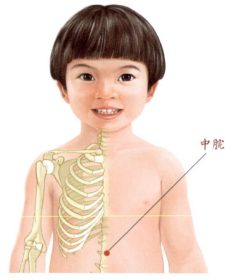

脾经　四横纹　离　坤　巽　兑　震　乾　艮　坎　内八卦　中脘

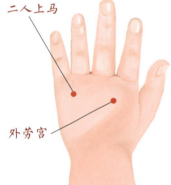

二人上马　外劳宫　足三里

推拿方法

补脾经

脾经： 位于拇指桡侧缘或拇指螺纹面。

做法： 用一只手将孩子的拇指屈曲，用另一只手的拇指螺纹面顺着孩子拇指桡侧缘由指尖向指根方向直推100~300次。

推四横纹

四横纹： 位于食指、中指、无名指、小指掌侧近端指关节处。

做法： 用一只手将孩子一只手的四指并拢，用另一只手的拇指指端桡侧从孩子食指横纹滑向小指横纹，推100~300次。

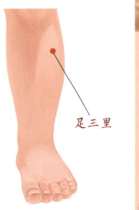
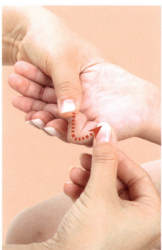
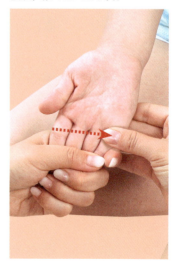

揉外劳宫
外劳宫： 在手背中，第2、3掌骨之间，掌指关节后0.5寸处。
做法： 用一只手的拇指或掌根揉孩子的外劳宫300次。

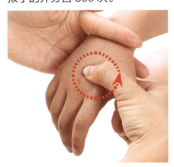

捏脊
做法： 让孩子俯卧，背部裸露，在孩子的背部涂抹适量滑石粉。家长将双手的中指、无名指和小指握成半拳状，食指半屈，拇指伸直对准食指前半段，然后顶住孩子的背部皮肤，拇指、食指前移，提拿皮肉，同时向上捻动，自脊柱两侧双手交替向前推动至大椎两旁。每天睡前给孩子捏3~5遍。

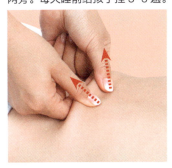

运内八卦
内八卦： 位于手掌面，以掌心为圆心，从圆心至中指根横纹约2/3处为半径，画一圆即是。分为乾宫、坎宫、艮宫、震宫、巽宫、离宫、坤宫、兑宫八宫。
做法： 用一只手托住孩子的四指，使掌心向上，拇指按在孩子的离宫处，然后用另一只手的食指、中指夹住孩子的腕关节，以拇指螺纹面用运法从乾宫起经坎宫、艮宫、震宫、巽宫、离宫、坤宫至兑宫止，运100次。

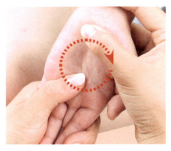

揉中脘
中脘： 位于肚脐正中直上4寸处。
做法： 用一只手的拇指或食指揉中脘100~300次。

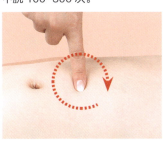

揉二人上马
二人上马： 位于手背无名指与小指掌骨小头后凹陷处。
做法： 用一只手的拇指、中指相向用力揉二人上马100~500次。

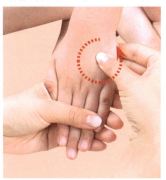

按揉足三里
足三里： 位于小腿外侧，外膝眼下3寸处。
做法： 用一只手的拇指或中指指腹按揉并弹拨孩子的足三里50~100次。

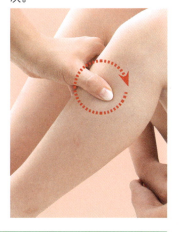

饮食调养原则

1. 宜吃容易消化的食物，如青菜、粥等。不宜吃产气的食物。

2. 不宜吃过硬、油腻、油炸的食物，否则对肠胃不利。生冷之物会损坏胃肠功能，也要少吃。

3. 帮孩子改掉贪吃零食、饥饱无常等不良饮食习惯，长期如此会损坏肠胃。

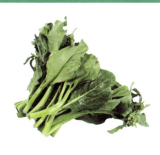

寒性腹痛

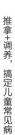

寒性腹痛主要表现为孩子着凉后腹痛剧烈、哭闹不停、面色苍白、四肢发凉、大便稀薄或便秘，用热水袋敷腹部后症状则稍有所缓解。

推拿方法

推三关

三关： 位于前臂桡侧，腕横纹至肘横纹成一直线。

做法： 用一只手握住孩子的手腕，然后用另一只手的拇指桡侧面或食指、中指指腹从孩子的手腕推向肘部，推100~300次。

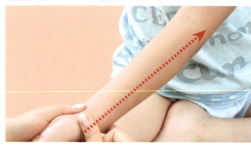

揉一窝风

一窝蜂： 位于手背腕横纹正中凹陷处。

做法： 用一只手的拇指或中指指端揉一窝风100~300次。

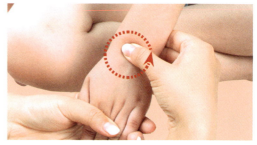

揉外劳宫

外劳宫： 在手背中，第2、3掌骨之间，掌指关节后0.5寸处。

做法： 用一只手的拇指或掌根揉孩子的外劳宫300次。

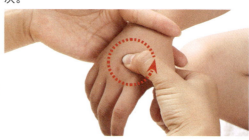

扫码看寒性腹痛推拿演示视频

揉中脘

中脘： 位于脐上 4 寸处。

做法： 用一只手的拇指或食指螺纹面揉中脘 100~300 次。

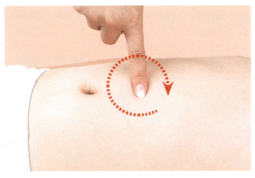

摩腹

做法： 让孩子平躺，用一只手的四指指腹或全掌着力做顺时针旋转摩腹。每次 5 分钟。

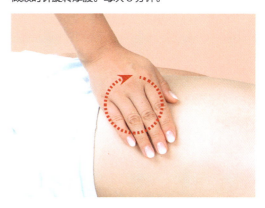

拿肚角

肚角： 位于脐下 2 寸旁开 2 寸的大筋处。

做法： 用一只手的拇指、食指、中指三指拿肚角 3~5 次。

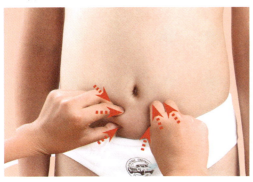

调养食谱

姜橘鲫鱼

原料： 鲫鱼 250 克，生姜 30 克，橘皮 10 克，胡椒 3 克，盐适量。

做法： 1. 鲫鱼去鳞、鳃、内脏，洗净。生姜洗净切片，与橘皮、胡椒同包在纱布袋中，填入鱼肚。

2. 鲫鱼放入锅内，加适量的水小火煨熟，加盐调味。空腹喝汤吃鱼。

功效： 这道菜健脾温胃，可缓解外感风寒导致的小儿腹痛。

按揉足三里

足三里： 位于小腿外侧，外膝眼下 3 寸处。

做法： 用一只手的拇指或中指指腹按揉并弹足三里 50~100 次。

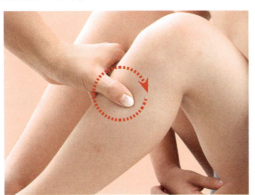

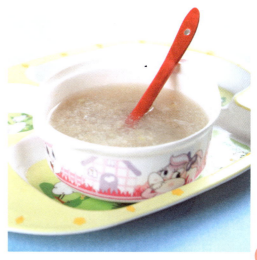

推拿+调养，帮助孩子更快、更好地战胜常见病

伤食痛（腹痛）

小儿饮食没有节制，暴饮暴食或吃过多不易消化的食物，会造成脾胃受损、运化失常，进而导致伤食痛。其主要症状为肚子发胀且有痛感、不吃奶、不吃饭、拉肚子后痛感减弱、口臭。

扫码看伤食痛（腹痛）推拿演示视频

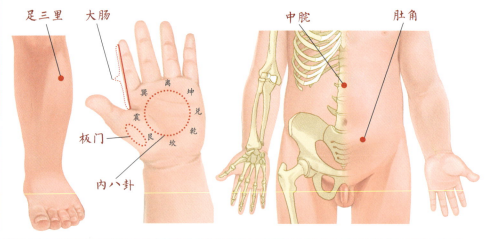

推拿方法

清大肠

大肠： 位于食指桡侧缘，从食指尖至虎口成一直线。

做法： 用一只手托住孩子的手掌，暴露食指桡侧缘，然后用另一只手的拇指螺纹面从孩子手掌虎口推向食指指尖。推 100~300 次。

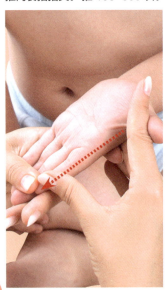

揉板门

板门： 在拇指下，手掌大鱼际平面。

做法： 用一只手固定孩子的手掌，然后用另一只手的拇指指端揉孩子的大鱼际 100~300 次。

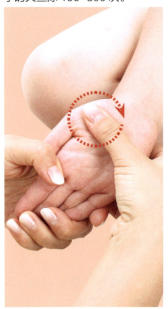

运内八卦

内八卦： 位于手掌面，以掌心为圆心，从圆心至中指根横纹约 2/3 处为半径，画一圆即是。分为乾宫、坎宫、艮宫、震宫、巽宫、离宫、坤宫、兑宫八宫。

做法： 用一只手托住孩子的四指，使掌心向上，拇指按在孩子的离宫处，然后用另一只手的食指、中指夹住孩子的腕关节，以拇指螺纹面用运法从乾宫起经坎宫、艮宫、震宫、巽宫、离宫、坤宫至兑宫止，运 100 次。

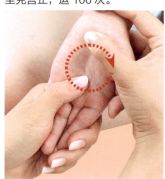

揉中脘

中脘： 位于肚脐正中直上4寸处。

做法： 用一只手的拇指或食指揉中脘100~300次。

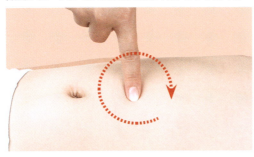

分推腹阴阳

做法： 家长用双手拇指自剑突下分别沿肋弓下缘或自中脘到脐，向两旁分推100~200次。

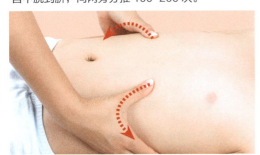

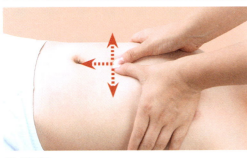

拿肚角

肚角： 位于脐下2寸旁开2寸的大筋处。

做法： 用一只手的拇指、食指、中指三指拿肚角3~5次。

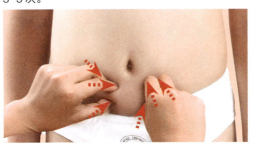

摩腹

做法： 让孩子平躺，用一只手的四指指腹或全掌着力做顺时针旋转摩腹。每次5分钟。

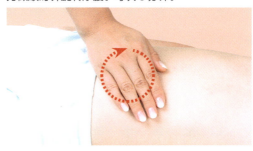

揉足三里

足三里： 位于小腿外侧，外膝眼下3寸处。

做法： 用拇指指端着力揉50~100次。

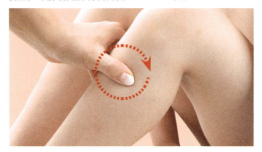

调养食谱

生萝卜汁

原料： 生萝卜1个。

做法： 将生萝卜榨汁，少量多次服用。

功效： 萝卜具有显著的消食化滞的功效。本方可消食化滞、缓解腹痛。

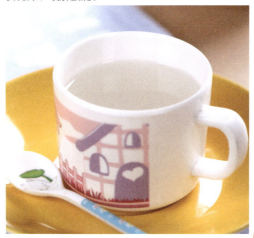

推拿＋调养，帮助孩子更快、更好地战胜常见病

寒湿型腹泻

寒湿型腹泻是指因感受寒邪和湿邪而引起的腹泻,其主要症状为大便清稀多沫但不臭、面色淡白。

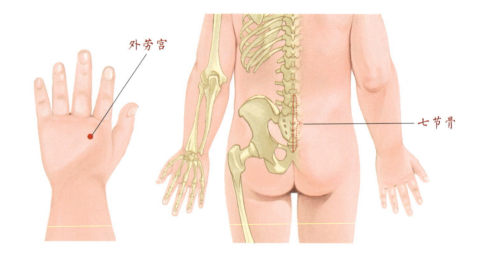

扫码看寒湿型腹泻推拿演示视频

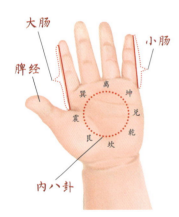

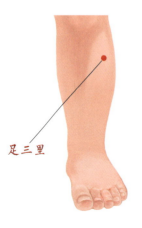

推拿方法

补脾经

脾经: 位于拇指桡侧缘或拇指螺纹面。

做法: 用一只手将孩子的拇指屈曲,用另一只手的拇指螺纹面顺着孩子拇指桡侧缘由指尖向指根方向直推 100~300 次。

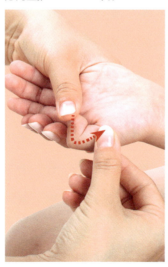

捏脊

做法: 让孩子俯卧,背部裸露,在孩子背上涂抹适量滑石粉。家长将双手的中指、无名指和小指握成半拳状,食指半屈,拇指伸直对准食指前半段,然后顶住孩子的背部皮肤,拇指、食指前移,提拿皮肉,同时向上捻动,自脊柱两侧双手交替向前推动至大椎两旁。每天睡前给孩子捏 3~5 遍。

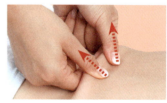

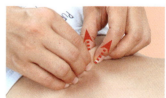

揉外劳宫

外劳宫：在手背中，第2、3掌骨之间，掌指关节后0.5寸处。

做法：用一只手的拇指或掌根揉孩子的外劳宫300次。

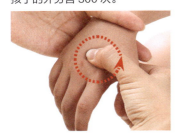

运内八卦

内八卦：位于手掌面，以掌心为圆心，从圆心至中指根横纹约2/3处为半径，画一圆即是。分为乾宫、坎宫、艮宫、震宫、巽宫、离宫、坤宫、兑宫八宫。

做法：用一只手托住孩子的四指，使掌心向上，拇指按在孩子的离宫处，然后用另一只手的食指、中指夹住孩子的腕关节，以拇指螺纹面用运法从乾宫起经坎宫、艮宫、震宫、巽宫、离宫、坤宫至兑宫止，运100次。

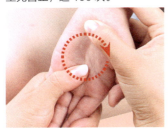

揉脐

做法：用一只手的中指指端或掌根顺时针揉肚脐100~300次。

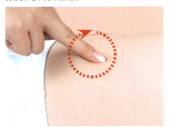

清小肠

小肠：位于小指尺侧缘，自指尖到指根成一条直线。

做法：用一只手托住孩子的手掌，露出小指尺侧缘，然后用另一只手的拇指螺纹面或食指桡侧缘从孩子小指指根推向指尖，推100~300次。

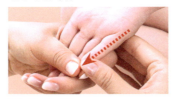

推上七节骨

七节骨：自背部正中线第4腰椎至尾椎上端成一直线。

做法：让孩子俯卧，用一只手的拇指自下而上直推孩子的七节骨20次。

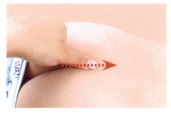

清大肠

大肠：位于食指桡侧缘，从食指尖至虎口成一直线。

做法：用一只手托住孩子的手掌，暴露食指桡侧缘，然后用另一只手的拇指螺纹面从孩子手掌虎口推向食指指尖。推100~300次。

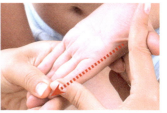

按揉足三里

足三里：位于小腿外侧，外膝眼下3寸处。

做法：用一只手的拇指或中指指腹按揉并弹拨孩子的足三里50~100次。

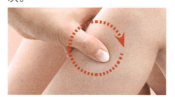

调养食谱

苹果红糖泥

材料：新鲜苹果1个，红糖适量。

做法：1. 将苹果洗净削皮，切片备用。

2. 将苹果片放在碗中，隔水蒸至熟烂，加入红糖调拌成糊状即可。

功效：苹果中含有果胶，能抑制肠道的不正常蠕动，使消化活动减慢，从而抑制轻度腹泻。

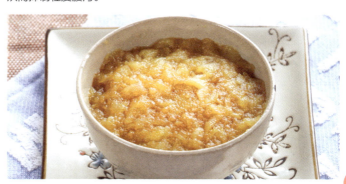

湿热型腹泻

湿热型腹泻是指湿邪和热邪同时侵犯小儿脏腑引起的腹泻，其主要症状为大便急、肛门灼热、大便黄褐发臭、口渴、尿黄。

扫码看湿热型腹泻推拿演示视频

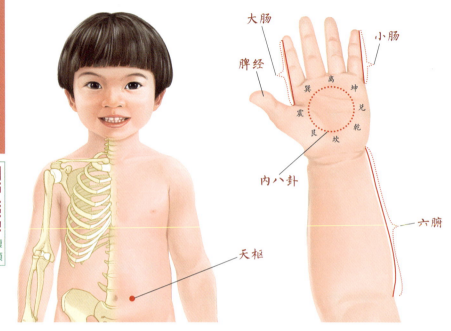

推拿方法

清大肠

大肠： 位于食指桡侧缘，从食指尖至虎口成一直线。

做法： 用一只手托住孩子的手掌，暴露食指桡侧缘，然后用另一只手的拇指螺纹面从孩子手掌虎口推向食指指尖。推 100~300 次。

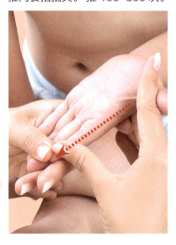

捏脊

做法： 让孩子俯卧，背部裸露，在孩子背上涂抹适量滑石粉。家长将双手的中指、无名指和小指握成半拳状，食指半屈，拇指伸直对准食指前半段，然后顶住孩子的背部皮肤，拇指、食指前移，提拿皮肉，同时向上捻动，自脊柱两侧双手交替向前推动至大椎两旁。每天睡前给孩子捏 3~5 遍。

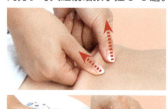

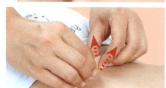

补脾经

脾经： 位于拇指桡侧缘或拇指螺纹面。

做法： 用一只手将孩子的拇指屈曲，用另一只手的拇指螺纹面顺着孩子拇指桡侧缘由指尖向指根方向直推100~300次。

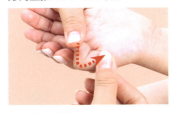

运内八卦

内八卦： 位于手掌面，以掌心为圆心，从圆心至中指根横纹约2/3处为半径，画一圆即是。分为乾宫、坎宫、艮宫、震宫、巽宫、离宫、坤宫、兑宫八宫。

做法： 用一只手托住孩子的四指，使掌心向上，拇指按在孩子的离宫处，然后用另一只手的食指、中指夹住孩子的腕关节，以拇指螺纹面用运法从乾宫起经坎宫、艮宫、震宫、巽宫、离宫、坤宫至兑宫止，运100次。

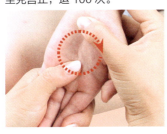

揉脐

做法： 用一只手的中指指端或掌根揉肚脐顺时针揉肚脐100~300次。

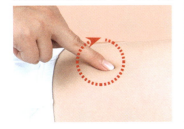

退六腑

六腑： 在前臂尺侧（小指侧），自肘关节至腕横纹成一条直线。

做法： 用一只手握住孩子的手腕，用另一只手的拇指或食指、中指螺纹面从孩子的肘部推到腕部，反复操作100~500次。

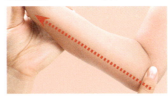

推上七节骨

七节骨： 自背部正中线第4腰椎至尾椎上端成一直线。

做法： 让孩子俯卧，用一只手的拇指自下而上直推孩子的七节骨20次。

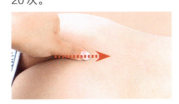

清小肠

小肠： 位于小指尺侧缘，自指尖到指根成一条直线。

做法： 用一只手托住孩子的手掌，露出小指尺侧缘，然后用另一只手的拇指螺纹面或食指桡侧缘从孩子小指指根推向指尖，推100~300次。

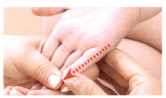

揉天枢

天枢： 位于脐旁2寸处。

做法： 用一只手的食指先后揉孩子的天枢，两边各50~100次。

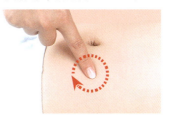

调养食谱

葛根糊

原料： 葛根10~15克，白糖适量。

做法： 葛根捣烂，加适量水煮成糊状，再加白糖调味。每日食用2~3次。

功效： 本粥清热、利湿、止泻，适用于小儿湿热型腹泻。

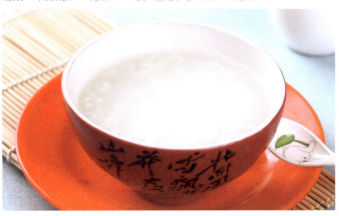

伤食型腹泻

由于喂养不当、饥饱无度或过量食用油腻、生冷的食物引起的腹泻就是伤食型腹泻。其主要症状为大便稀且夹有奶瓣或未消化的食物残渣、有酸臭味、肚子痛、腹泻前哭闹不止。

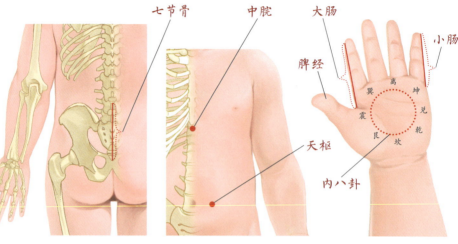

扫码看伤食型腹泻推拿演示视频

推拿方法

清小肠

小肠： 位于小指尺侧缘，自指尖到指根成一条直线。

做法： 用一只手托住孩子的手掌，露出小指尺侧缘，然后用另一只手的拇指螺纹面或食指桡侧缘从孩子小指指根推向指尖，推100~300次。

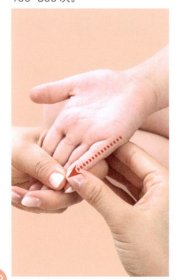

捏脊

做法： 让孩子俯卧，背部裸露，在孩子背上涂抹适量滑石粉。家长将双手的中指、无名指和小指握成半拳状，食指半屈，拇指伸直对准食指前半段，然后顶住孩子的背部皮肤，拇指、食指前移，提拿皮肉，同时向上捻动，自脊柱两侧双手交替向前推动至大椎两旁。每天睡前给孩子捏3~5遍。

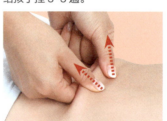
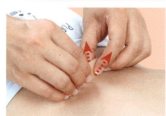

运内八卦

内八卦： 位于手掌面，以掌心为圆心，从圆心至中指根横纹约2/3处为半径，画一圆即是。分为乾宫、坎宫、艮宫、震宫、巽宫、离宫、坤宫、兑宫八宫。

做法： 用一只手托住孩子的四指，使掌心向上，拇指按在孩子的离宫处，然后用另一只手的食指、中指夹住孩子的腕关节，以拇指螺纹面用运法从乾宫起经坎宫、艮宫、震宫、巽宫、离宫、坤宫至兑宫止，运100次。

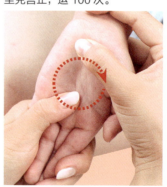

补脾经

脾经： 位于拇指桡侧缘或拇指螺纹面。

做法： 用一只手将孩子的拇指屈曲，用另一只手的拇指螺纹面顺着孩子拇指桡侧缘由指尖向指根方向直推 100~300 次。

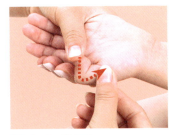

推上七节骨

七节骨： 自背部正中线第 4 腰椎至尾椎上端成一直线。

做法： 让孩子俯卧，用一只手的拇指自下而上直推孩子的七节骨 20 次。

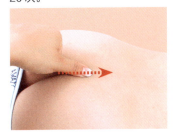

清大肠

大肠： 位于食指桡侧缘，从食指尖至虎口成一直线。

做法： 用一只手托住孩子的手掌，暴露食指桡侧缘，然后用另一只手的拇指螺纹面从孩子手掌虎口推向食指指尖。推 100~300 次。

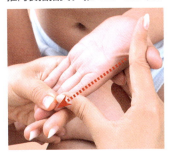

揉天枢

天枢： 位于脐旁 2 寸处。

做法： 用一只手的食指揉孩子的天枢，两边各 50~100 次。

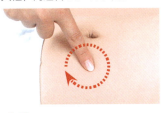

摩腹

做法： 让孩子平躺，用一只手的四指指腹或全掌着力做顺时针旋转摩腹。每次 5 分钟。

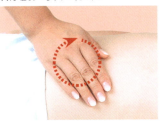

揉中脘

中脘： 位于肚脐正中直上 4 寸处。

做法： 用一只手的拇指或食指揉中脘 100~300 次。

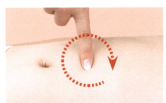

揉脐

做法： 用一只手的中指指端或掌根顺时针揉肚脐 100~300 次。

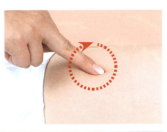

调养食谱

胡萝卜泥

材料： 胡萝卜半个。

做法：
1. 将胡萝卜洗净切成片，放入锅中加水煮熟。
2. 将煮熟的胡萝卜捞出，放进大碗中碾成泥状。
3. 在碾好的胡萝卜泥中加入少量的胡萝卜水，调匀即可。

功效： 胡萝卜性平味甘，有补肝明目、清热解毒的功效。另外，胡萝卜中含有丰富的维生素，孩子经常食用，可健脾养胃、增强免疫力。

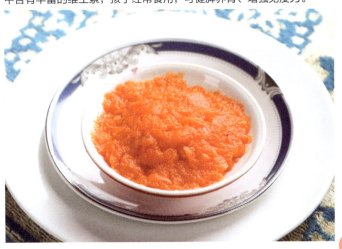

脾虚型腹泻

喂养不当会损伤小孩的脾胃，久而久之会导致孩子脾胃虚弱，由此而引起的腹泻就是脾虚型腹泻。其主要症状为腹泻时间较长、吃后就泻、大便发稀、面色发黄、形体消瘦、不想吃饭。

扫码看脾虚型腹泻推拿演示视频

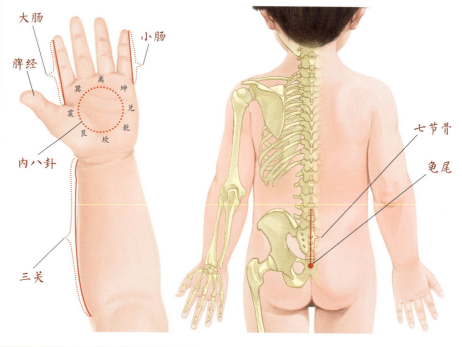

推拿方法

补脾经

脾经： 位于拇指桡侧缘或拇指螺纹面。

做法： 用一只手将孩子的拇指屈曲，用另一只手的拇指螺纹面顺着孩子拇指桡侧缘由指尖向指根方向直推100~300次。

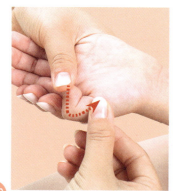

清小肠

小肠： 位于小指尺侧缘，自指尖到指根成一条直线。

做法： 用一只手托住孩子的手掌，露出小指尺侧缘，然后用另一只手的拇指螺纹面或食指桡侧缘从孩子小指指根推向指尖，推100~300次。

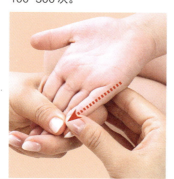

清大肠

大肠： 位于食指桡侧缘，从食指尖至虎口成一直线。

做法： 用一只手托住孩子的手掌，暴露其食指桡侧缘，然后用另一只手的拇指螺纹面从孩子手掌虎口推向食指尖。推100~300次。

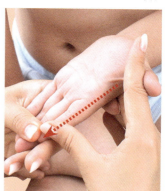

捏脊

做法： 让孩子俯卧，背部裸露，在孩子背上涂抹适量滑石粉。家长将双手的中指、无名指和小指握成半拳状，食指半屈，拇指伸直对准食指前半段，然后顶住孩子的背部皮肤，拇指、食指前移，提拿皮肉，同时向上捻动，自脊柱两侧双手交替向前推动至大椎两旁。每天睡前给孩子捏3~5遍。

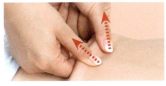

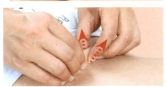

推三关

三关： 位于前臂桡侧，腕横纹至肘横纹成一直线。

做法： 用一只手握住孩子的手腕，然后用另一只手的拇指桡侧面或食指、中指指腹从孩子的手腕推向肘部，推100~300次。

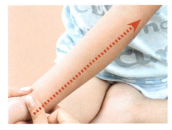

揉脐

做法： 用一只手的中指指端或掌根顺时针揉肚脐100~300次。

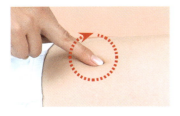

推上七节骨

七节骨： 自背部正中线第4腰椎至尾椎上端成一直线。

做法： 让孩子俯卧，用一只手的拇指自下而上直推孩子的七节骨20次。

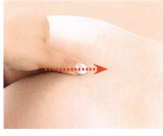

揉龟尾

龟尾： 位于尾椎的骨端。

做法： 用一只手的拇指或中指揉龟尾100~300次。

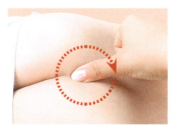

运内八卦

内八卦： 位于手掌面，以掌心为圆心，从圆心至中指根横纹约2/3处为半径，画一圆即是。分为乾宫、坎宫、艮宫、震宫、巽宫、离宫、坤宫、兑宫八宫。

做法： 用一只手托住孩子的四指，使掌心向上，拇指按在孩子的离宫处，然后用另一只手的食指、中指夹住孩子的腕关节，以拇指螺纹面用运法从乾宫起经坎宫、艮宫、震宫、巽宫、离宫、坤宫至兑宫止，运100次。

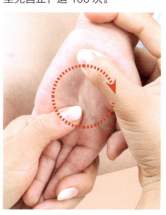

饮食调养原则

1. 轻度腹泻的孩子，应适当减少乳类饮食，可用米汤代替。

2. 重度腹泻的孩子，应禁食8~12小时，待病情好转后，再逐渐恢复病前饮食。

3. 适量进食小米粥。小米具有健脾化湿的功效，对呕吐、消化不良、腹泻等有帮助。

4. 忌吃生冷和刺激类食物，如生冷瓜果、凉拌菜、辣椒、芥末等，以免对肠道产生刺激。

5. 暂时不要吃粗纤维食物，如芹菜、韭菜、笋类等，否则会加速肠蠕动，加重腹泻。

6. 容易导致腹胀的食物如牛奶、豆类，不易消化的食物以及油炸、烧烤食物等，会加重腹泻，也不宜食用。

实秘（便秘）

大肠传导功能失常，致使大便在肠内停留时间太长，水分被吸收，从而导致粪质过于干燥、坚硬，这就是实秘。其主要症状为大便干或排便间隔时间长、面色发红、口臭唇红、小便发黄、肚子胀痛。

扫码看实秘（便秘）推拿演示视频

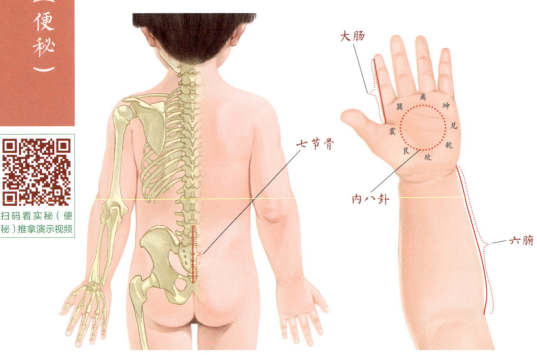

推拿方法

清大肠

大肠： 位于食指桡侧缘，从食指尖至虎口成一直线。

做法： 用一只手托住孩子的手掌，暴露其食指桡侧缘，然后用另一只手的拇指螺纹面从孩子手掌虎口推向食指指尖。推100~300次。

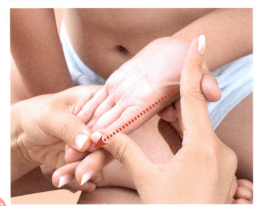

运内八卦

内八卦： 位于手掌面，以掌心为圆心，从圆心至中指根横纹约2/3处为半径，画一圆即是。分为乾宫、坎宫、艮宫、震宫、巽宫、离宫、坤宫、兑宫八宫。

做法： 用一只手托住孩子的四指，使掌心向上，拇指按在孩子的离宫处，然后用另一只手的食指、中指夹住孩子的腕关节，以拇指螺纹面用运法从乾宫起经坎宫、艮宫、震宫、巽宫、离宫、坤宫至兑宫止，运100次。

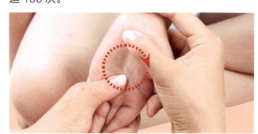

退六腑

六腑： 在前臂尺侧（小指侧），自肘关节至腕横纹成一条直线。

做法： 用一只手握住孩子的手腕，用另一只手的拇指或食指、中指螺纹面从孩子的肘部下推到腕部，反复操作100~500次。

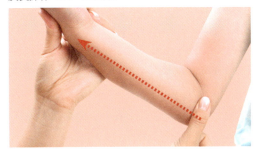

推下七节骨

七节骨： 自背部正中线第4腰椎至尾椎上端成一直线。

做法： 让孩子俯卧，用一只手的拇指或食指、中指指腹自上而下直推孩子的七节骨100~300次。

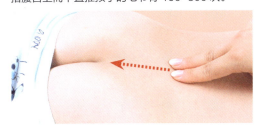

摩腹

做法： 让孩子平躺，用一只手的四指指腹或全掌着力做顺时针旋转摩腹。每次5分钟。

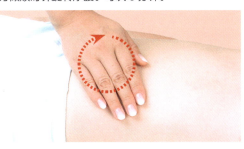

捏脊

做法： 让孩子俯卧，背部裸露，在孩子背上涂抹适量滑石粉。家长将双手的中指、无名指和小指握成半拳状，食指半屈，拇指伸直对准食指前半段，然后顶住孩子的背部皮肤，拇指、食指前移，提拿皮肉，同时向上捻动，自脊柱两侧双手交替向前推动至大椎两旁。每天睡前给孩子捏3~5遍。

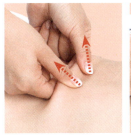 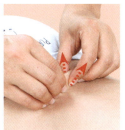

调养食谱

银耳水果汤

原料： 银耳10克，时令水果适量。

做法： 1. 将水果洗净，切成小块。
2. 银耳加适量水炖烂，将要起锅时加入切好的水果，煮1~2分钟即可。

功效： 此汤有去热、去燥的功效，孩子经常饮用可缓解便秘。

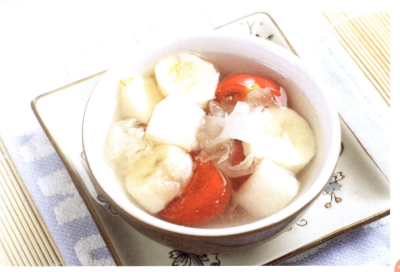

虚秘（便秘）

虚秘是由病后体虚、津液耗伤、肠道干涩等导致的，其主要症状为大便不出、面色发白、形体消瘦、精神差、全身乏力。

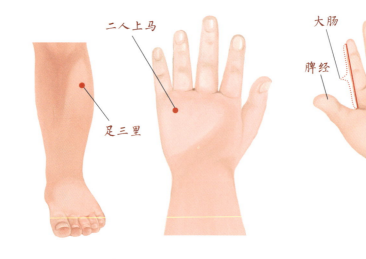

扫码看虚秘（便秘）推拿演示视频

推拿方法

清大肠

大肠： 位于食指桡侧缘，从食指尖至虎口成一直线。

做法： 用一只手托住孩子的手掌，暴露其食指桡侧缘，然后用另一只手的拇指螺纹面从孩子手掌虎口推向食指指尖。推 100~300 次。

补脾经

脾经： 位于拇指桡侧缘或拇指螺纹面。

做法： 用一只手将孩子的拇指屈曲，用另一只手的拇指螺纹面顺着孩子拇指桡侧缘由指尖向指根方向，直推 100~300 次。

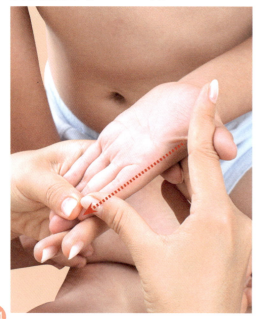

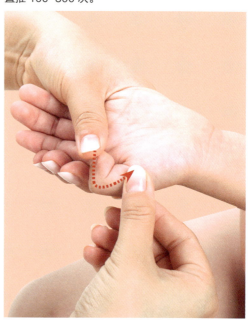

揉二人上马

二人上马： 位于手背无名指与小指掌骨小头后凹陷处。

做法： 用一只手的拇指、中指相向用力揉二人上马100~500次。

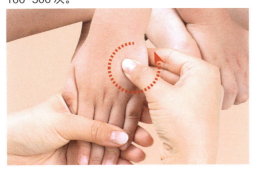

摩腹

做法： 让孩子平躺，用一只手的四指指腹或全掌着力做顺时针旋转摩腹。每次5分钟。

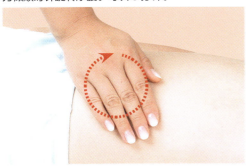

捏脊

做法： 让孩子俯卧，背部裸露，在孩子背上涂抹适量滑石粉。家长将双手的中指、无名指和小指握成半拳状，食指半屈，拇指伸直对准食指前半段，然后顶住孩子的背部皮肤，拇指、食指前移，提拿皮肉，同时向上捻动，自脊柱两侧双手交替向前推动至大椎两旁。每天睡前给孩子捏3~5遍。

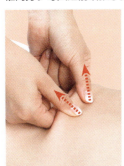
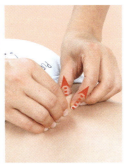

揉足三里

足三里： 位于小腿外侧，外膝眼下3寸处。

做法： 用拇指指端着力按揉50~100次。

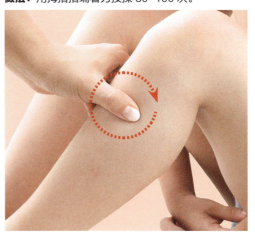

调养食谱

红薯蘸蜂蜜

材料： 红薯200克，蜂蜜适量。

做法： 将红薯洗净煮至熟烂，蘸蜂蜜喂孩子食用，可常吃。

功效： 本品适用于气虚便秘，即大便不一定干结，虽有便意，却无力排泄，使劲则汗出气短，面色苍白，神疲懒言，舌质淡，苔白，脉虚。

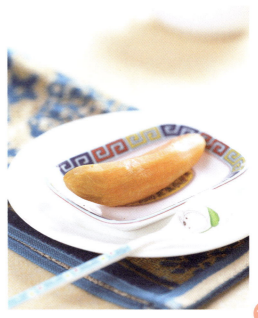

推拿+调养，帮助孩子更快、更好地战胜常见病

肾气虚型遗尿

肾为先天之本，主水，与膀胱互为表里。肾气不足就不能温养膀胱，会导致膀胱功能失调从而引起遗尿。其主要表现为晚上尿床（严重者每夜尿床1~2次或更多）、神情呆板、反应迟钝、四肢凉、怕冷、腰腿软弱无力、小便色清量多。

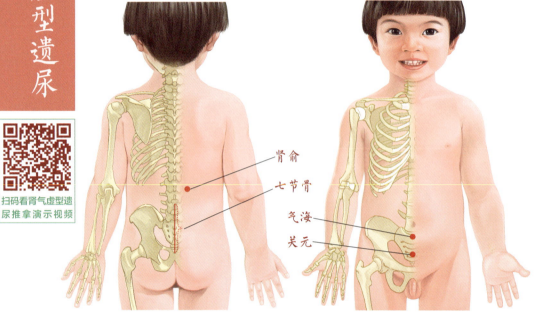

推拿方法

补肾经

肾经： 位于小指末节螺纹面。

做法： 用一只手捏住孩子的小指，用另一只手的拇指螺纹面从指根向指尖方向直推肾经100~300次。

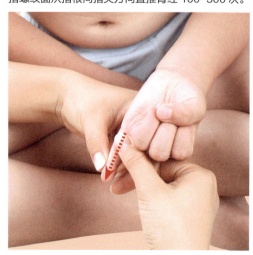

按揉气海、关元

气海： 位于下腹部，脐下 1.5 寸处。
关元： 位于下腹部，脐下 3 寸处。
做法： 用一只手的拇指指腹逆时针按揉孩子的气海、关元各 5 分钟。

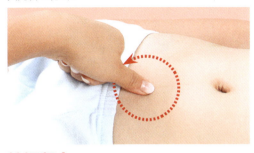

按揉肾俞

肾俞： 位于背部，在第 2 腰椎棘突之间，左右各旁开 1.5 寸处。
做法： 用两手拇指螺纹面分别置于左右穴位处揉动，各揉 50~100 次。

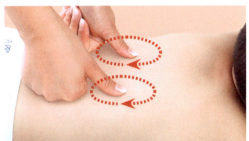

推上七节骨

七节骨： 自背部正中线第 4 腰椎至尾椎上端成一直线。
做法： 让孩子俯卧，用一只手的拇指自下而上直推孩子的七节骨 20 次。

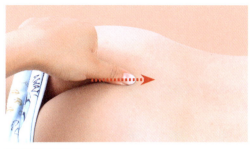

按揉三阴交

三阴交： 位于内踝尖直上 3 寸处。
做法： 用一只手的拇指或中指按揉孩子的三阴交 1 分钟。

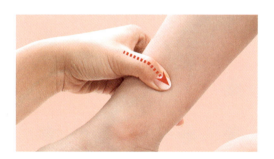

调养食谱

山药红枣粥

材料： 糯米 50 克，山药 20 克，红枣 15 克。
做法： 1. 山药去皮切丁。红枣浸泡、去核、洗净、剁碎。
2. 糯米浸泡 20 分钟，加适量水用大火煮开，再用小火熬 15 分钟。
3. 待粥八成熟的时候放入红枣碎、山药丁，搅拌均匀后继续熬煮 15 分钟即成。
功效： 山药、红枣都可以补血益气，肾气虚的孩子可以经常食用。

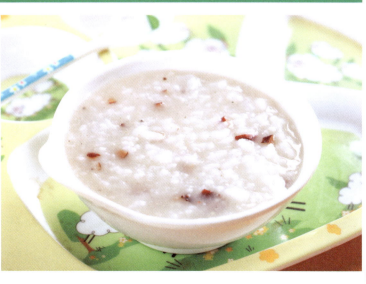

推拿+调养，帮助孩子更快、更好地战胜常见病

脾肺气虚型遗尿

因孩子的身体虚弱，或久病导致脾肺虚弱而引起的遗尿就是脾肺气虚型遗尿。其主要症状为晚上尿床、每天排尿次数增多而每次排尿量减少、精神差、形体消瘦、食欲不振、气短易疲倦。

扫码看脾肺气虚型遗尿推拿演示视频

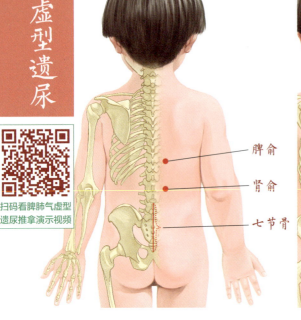

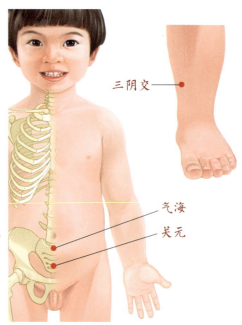

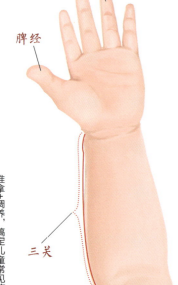

推拿方法

补脾经

脾经：位于拇指桡侧缘或拇指螺纹面。

做法：用一只手将孩子的拇指屈曲，用另一只手的拇指螺纹面顺着孩子拇指桡侧缘由指尖向指根方向直推100~300次。

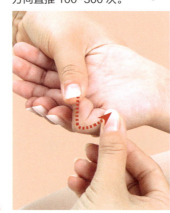

补肺经

肺经：位于无名指末节螺纹面。

做法：用一只手捏住孩子的无名指，用另一只手的拇指螺纹面从指尖向指根方向直推肺经300次。

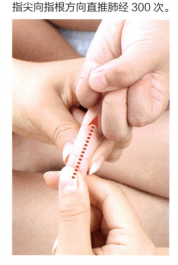

按揉气海、关元

气海： 位于下腹部，脐下 1.5 寸处。
关元： 位于下腹部，脐下 3 寸处。
做法： 用一只手的拇指指腹逆时针按揉孩子的气海、关元各 5 分钟。

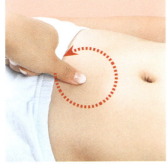

推上七节骨

七节骨： 自背部正中线第 4 腰椎至尾椎上端成一直线。
做法： 让孩子俯卧，用一只手的拇指自下而上直推孩子的七节骨 20 次。

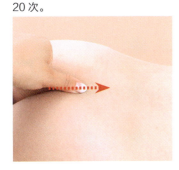

按揉三阴交

三阴交： 位于内踝尖直上 3 寸处。
做法： 用一只手的拇指或中指按揉孩子的三阴交 1 分钟。

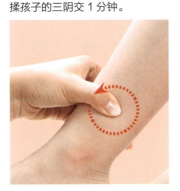

推三关

三关： 位于前臂桡侧，腕横纹至肘横纹成一直线。
做法： 用一只手握住孩子手腕，然后用另一只手的拇指桡侧面或食指、中指的指面从孩子手腕推向肘部，推 100~300 次。

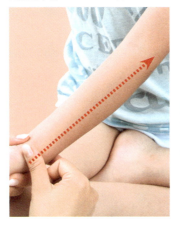

按揉脾俞、肾俞

脾俞： 位于背部，在第 11 胸椎棘突下，左右各旁开 1.5 寸处。
肾俞： 位于背部，在第 2 腰椎棘突下，左右各旁开 1.5 寸处。
做法： 用两手的拇指或食指、中指指腹按揉孩子的脾俞、肾俞各 1 分钟。

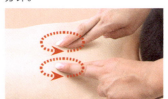
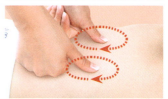

调养食谱

山药甘蔗汁粥

原料： 新鲜甘蔗 500 克，山药、粳米各 50 克。
做法： 1. 甘蔗去皮切段，放入榨汁机中榨成汁。粳米淘净。山药洗净去皮切丁。
2. 将甘蔗汁、山药、粳米放至锅内，加适量水一同煮粥，熬至山药粉烂成糊即可。
功效： 山药具有健脾、补肺的功效，能缓解孩子的遗尿症状。

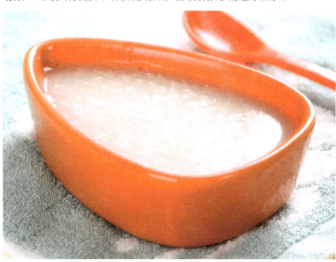

肝经湿热型遗尿

中医认为,肝主疏泄,调畅气机。肝经湿热会导致疏泄功能失调进而出现遗尿。其主要症状为晚上尿床,小便次数多,尿色发黄,性情急躁,面色发红,舌边、舌尖发红。

扫码看肝经湿热型遗尿推拿演示视频

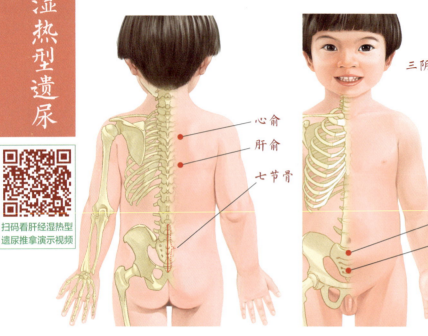

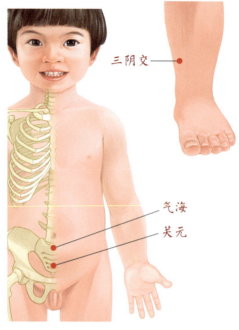

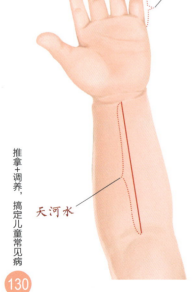

推拿方法

清小肠

小肠: 位于小指尺侧缘,自指尖到指根成一条直线。

做法: 用一只手托住孩子的手掌,露出小指尺侧缘,然后用另一只手的拇指螺纹面或食指桡侧缘从孩子小指指根推向指尖,推100~300次。

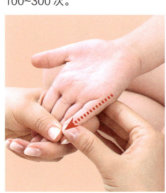

按揉肝俞、心俞

肝俞: 位于背部,在第9胸椎棘突下,左右各旁开1.5寸处。

心俞: 位于背部,在第5胸椎棘突下,左右各旁开1.5寸处。

做法: 用一只手的拇指或中指按揉肝俞、心俞各1分钟。

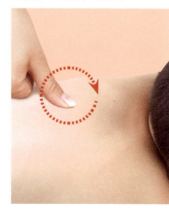

清肝经

肝经： 位于食指末节螺纹面。

做法： 用一只手捏住孩子食指，用另一只手的拇指螺纹面从指根向指尖方向直推肝经100~500次。

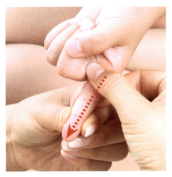

推上七节骨

七节骨： 自背部正中线第4腰椎至尾椎上端成一直线。

做法： 让孩子俯卧，用一只手的拇指自下而上直推孩子的七节骨20次。

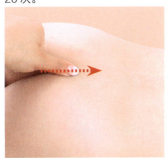

按揉三阴交

三阴交： 位于内踝尖直上3寸处。

做法： 用一只手的拇指或中指按揉孩子的三阴交穴1分钟。

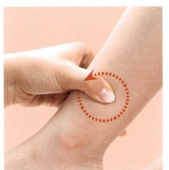

清天河水

天河水： 位于前臂内侧正中，自腕横纹至肘横纹成一条直线。

做法： 用一只手握住孩子的手腕，然后用另一只手的食指、中指指腹自其腕横纹推向肘横纹，推100~500次。推的方向一定是从腕到肘，不可反向操作。

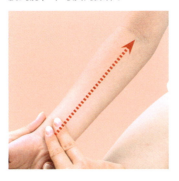

按揉气海、关元

气海： 位于下腹部，脐下1.5寸处。

关元： 位于下腹部，脐下3寸处。

做法： 用一只手的拇指指腹逆时针按揉孩子的气海、关元各5分钟。

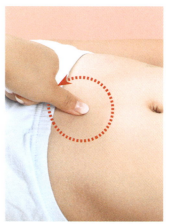

饮食调养原则

1. 造成孩子遗尿的原因有多种，若是因孩子本身的肾气不足而导致遗尿，应让孩子多吃糯米、黑芝麻、山药、核桃、桂圆、莲子、乌梅等。

2. 孩子肝胆火旺也容易导致遗尿，这个时候应多食用一些泻火的食材，像莲子、绿豆、鸭肉等都是不错的清火食材。

3. 玉米、薏米、赤小豆、西瓜、鲤鱼等食物因味甘淡，利尿作用明显，会加重遗尿病情，故应忌食。

4. 忌辛辣、刺激性食物，孩子的神经系统发育不成熟，易兴奋，若食用这类食物，会使大脑皮质的功能失调，易发生遗尿。

5. 多盐、多糖皆可引起孩子多饮、多尿，生冷食物可削弱脾胃功能，对肾无益。孩子的日常饮食应少盐、少糖。

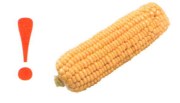
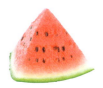

心火型夜啼

心火型夜啼的主要表现为哭声洪亮、面红烦躁、腹部灼热，且口腔易长溃疡。

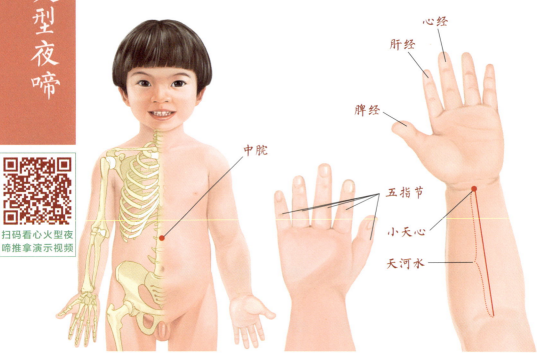

扫码看心火型夜啼推拿演示视频

推拿方法

清心经
心经： 位于中指末节螺纹面。
做法： 让孩子伸出中指，用另一只手的拇指螺纹面从指根向指尖方向直推心经 100~300 次。

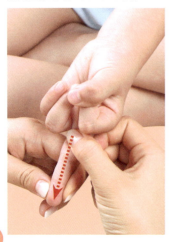

补脾经
脾经： 位于拇指桡侧缘或拇指螺纹面。
做法： 用一只手将孩子的拇指屈曲，用另一只手的拇指螺纹面顺着孩子拇指桡侧缘由指尖向指根方向直推 100~300 次。

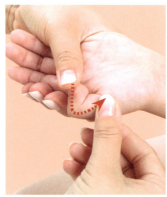

清肝经
肝经： 位于食指末节螺纹面。
做法： 用一只手捏住孩子食指，用另一只手的拇指螺纹面从指根向指尖方向直推肝经 100~500 次。

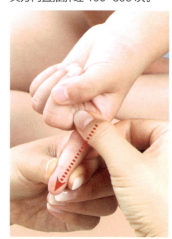

掐揉五指节

五指节： 位于掌背五指第一指间关节。

做法： 用一只手的拇指指甲依次从孩子手背拇指第一指间关节掐至小指第一指间关节处，掐后再揉，掐3~5次，用拇指螺纹面揉动，揉30~50次。

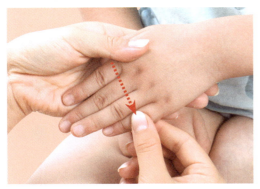

揉小天心

小天心： 位于手掌根部，大鱼际、小鱼际交接处的凹陷处。

做法： 用一只手托住孩子四指，使掌心向上，然后用另一只手的中指指端揉小天心100~300次。

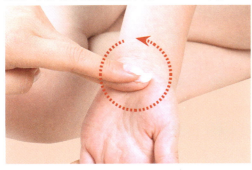

揉中脘

中脘： 位于肚脐正中直上4寸处。

做法： 用一只手的拇指或食指螺纹面揉中脘100~300次。

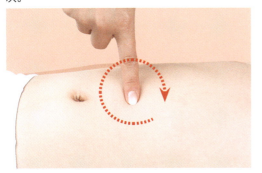

清天河水

天河水： 前臂内侧正中，自腕横纹至肘横纹呈一条直线。

做法： 用一只手握住孩子的手腕，使其掌心向上，然后用另一只手的食指、中指指腹自孩子腕横纹推向肘横纹，推100~500次。推的方向一定是从腕到肘，不可反向操作！

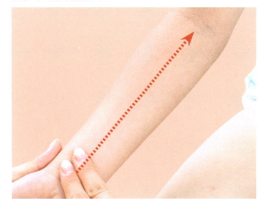

调养食谱

山楂麦芽莲子饮

材料： 山楂10克，生麦芽30克，莲子10克，白糖10克。

做法： 将山楂洗净去子切薄片，放入锅中，加适量水大火煮沸，加入生麦芽和莲子，小火煎煮20~30分钟，滤渣取汁，加白糖搅匀即成。日服3~4次，每次30~50克。

功效： 本品安神补气、清泻心火，能缓解孩子的夜啼症状。

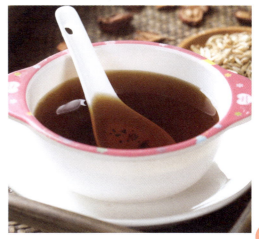

惊恐型夜啼

孩子脏腑娇嫩，遇到惊吓等意外刺激时常会心神不宁而啼哭。其主要症状为脸面发青、经常表现出很害怕的样子或在睡觉过程中会突然哭起来或叫起来。

扫码看惊恐型夜啼推拿演示视频

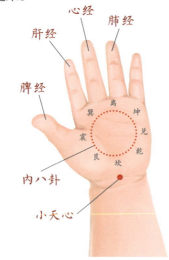

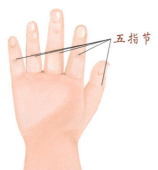

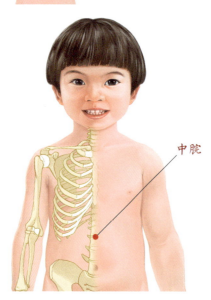

推拿方法

清肝经

肝经： 位于食指末节螺纹面。

做法： 用一只手捏住孩子食指，用另一只手的拇指螺纹面从指根向指尖方向直推肝经 100~500 次。

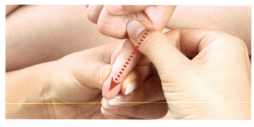

清心经

心经： 位于中指末节螺纹面。

做法： 让孩子伸出中指，用另一只手的拇指螺纹面从指根向指尖方向直推心经 100~300 次。

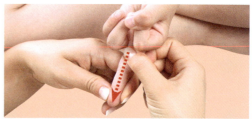

运内八卦

内八卦： 位于手掌面，以掌心为圆心，从圆心至中指根横纹约 2/3 处为半径，画一圆即是。分为乾宫、坎宫、艮宫、震宫、巽宫、离宫、坤宫、兑宫八宫。

做法： 用一只手托住孩子的四指，使掌心向上，拇指按在孩子的离宫处，然后用另一只手的食指、中指夹住孩子的腕关节，以拇指螺纹面用运法从乾宫起经坎宫、艮宫、震宫、巽宫、离宫、坤宫至兑宫止，运 100 次。

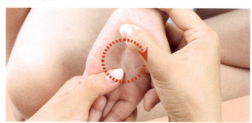

清肺经

肺经： 位于无名指末节螺纹面。

做法： 用一只手捏住孩子的无名指，用另一只手的拇指螺纹面从指根向指尖方向直推肺经 300 次。

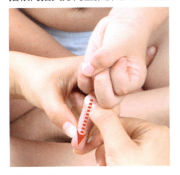

揉小天心

小天心： 位于手掌根部，大鱼际、小鱼际交接处的凹陷处。

做法： 用一只手托住孩子四指，使掌心向上，然后用另一只手的中指指端揉小天心 100~300 次。

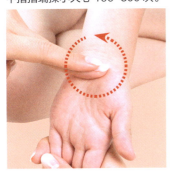

揉中脘

中脘： 位于肚脐正中直上 4 寸处。

做法： 用一只手的拇指或食指螺纹面揉中脘 100~300 次。

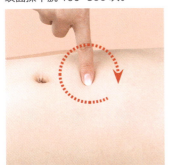

补脾经

脾经： 位于拇指桡侧缘或拇指螺纹面。

做法： 用一只手将孩子的拇指屈曲，用另一只手的拇指螺纹面顺着孩子拇指桡侧缘由指尖向指根方向直推 100~300 次。

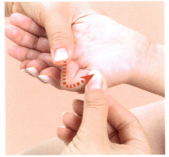

掐揉五指节

五指节： 位于掌背五指第一指间关节。

做法： 用一只手的拇指指甲依次从孩子手背拇指第一指间关节掐至小指第一指间关节处，掐后再揉，掐 3~5 次，揉则要 30~50 次。

调养食谱

菜胆扒鱼丸

材料： 草鱼肉、油菜心各 100 克，盐适量。

做法： 1. 将草鱼肉剁成茸，放入适量水、盐搅匀，挤成丸子，放入锅中。将油菜心洗净切末，放入锅中一同煮熟即可。

功效： 油菜中含有丰富的钙、铁、钾、维生素 C 和胡萝卜素，这些物质是人体黏膜及上皮组织维持生长的重要营养源。草鱼肉对血液循环有利，可以开胃、滋补。经常食用本品，对小儿夜啼有很好的预防和调养作用。

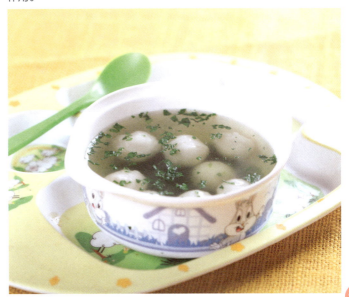

积食型夜啼

积食型夜啼是因喂养不当导致孩子脾胃功能失调、乳食积滞于肠胃而引起的。其主要症状为夜里睡觉不安稳、经常哭、不想吃奶、腹部发胀、不让按揉肚子、大便臭味重。

扫码看积食型夜啼推拿演示视频

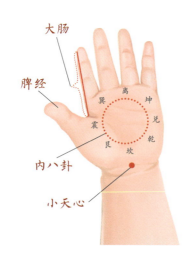

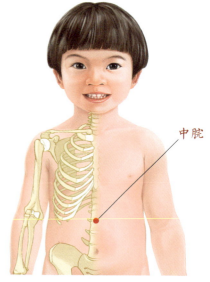

推拿方法

清大肠

大肠：位于食指桡侧缘，从食指尖至虎口成一直线。
做法：用一只手托住孩子的手掌，暴露食指桡侧缘，然后用另一只手的拇指螺纹面从孩子手掌虎口推向食指指尖。推100~300次。

补脾经

脾经：位于拇指桡侧缘或拇指螺纹面。
做法：用一只手将孩子的拇指屈曲，用另一只手的拇指螺纹面顺着孩子拇指桡侧缘由指尖向指根方向直推100~300次。

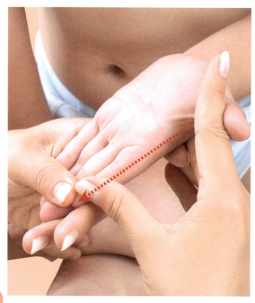

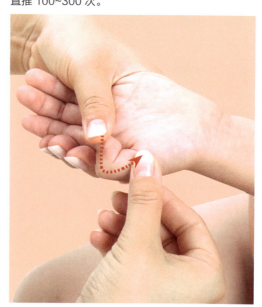

揉小天心

小天心： 位于手掌根部，大鱼际、小鱼际交接处的凹陷处。

做法： 用一只手托住孩子四指，使掌心向上，然后用另一只手的食指、中指指端揉小天心 100~300 次。

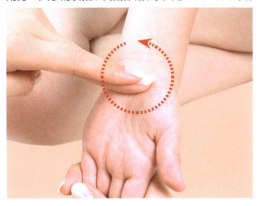

揉中脘

中脘： 位于肚脐正中直上 4 寸处。

做法： 用一只手的拇指或食指螺纹面揉中脘 100~300 次。

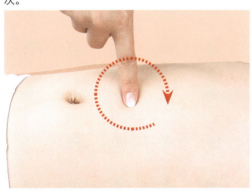

摩腹

做法： 让孩子平躺，用一只手的四指指腹或全掌着力做顺时针旋转摩腹。每次 5 分钟。

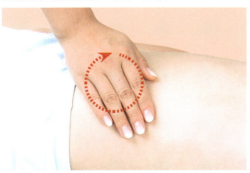

运内八卦

内八卦： 位于手掌面，以掌心为圆心，从圆心至中指根横纹约 2/3 处为半径，画一圆即是。分为乾宫、坎宫、艮宫、震宫、巽宫、离宫、坤宫、兑宫八宫。

做法： 用一只手托住孩子的四指，使掌心向上，拇指按在孩子的离宫处，然后用另一只手的食指、中指夹住孩子的腕关节，以拇指螺纹面用运法从乾宫起经坎宫、艮宫、震宫、巽宫、离宫、坤宫至兑宫止，运 100 次。

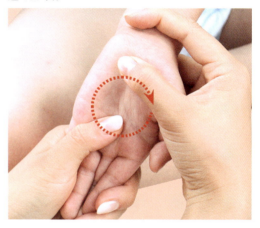

饮食调养原则

1. 孩子若因饥饿而哭闹，则应给加餐。若因口渴而哭闹，则应及时给孩子补水。

2. 不要把孩子喂得过饱，摄入过多的食物会造成食物积滞，引起肠胃不适，导致夜晚不能正常睡眠。

3. 哺乳妈妈应忌吃辛辣肥腻以及不易消化的食物。

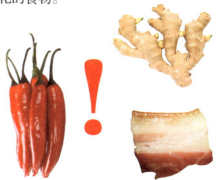

心阴虚型盗汗

心阴虚型盗汗主要症状为睡着后出汗、醒来后汗止、手心发热。

扫码看心阴虚型盗汗推拿演示视频

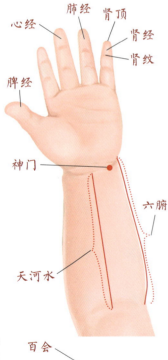

推拿方法

按揉百会
百会： 位于两耳尖直上与头顶正中线交会处。
做法： 用一只手的拇指指腹或掌心揉100~200次或指压3~5分钟。

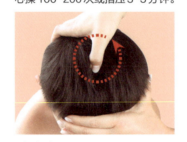

清心经
心经： 位于中指末节螺纹面。
做法： 让孩子伸出中指，用另一只手的拇指螺纹面从指根向指尖方向直推心经100~300次。

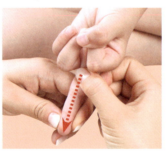

揉肾纹
肾纹： 在手掌面，小指第二间关节横纹处。
做法： 用一只手的中指或拇指端按揉肾纹2分钟。

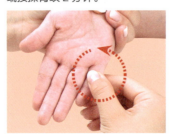

补肺经
肺经： 位于无名指末节螺纹面。
做法： 用一只手捏住孩子的无名指，用另一只手的拇指螺纹面从指尖向指根方向直推肺经300次。

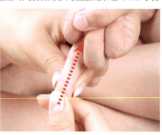

补脾经
脾经： 位于拇指桡侧缘或拇指螺纹面。
做法： 用一只手将孩子的拇指屈曲，用另一只手的拇指螺纹面顺着孩子拇指桡侧缘由指尖向指根方向直推100~300次。

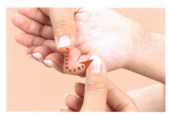

补肾经
肾经： 位于小指末节螺纹面。
做法： 用一只手捏住孩子的小指，用另一只手的拇指螺纹面从指根向指尖方向直推肾经100~300次。

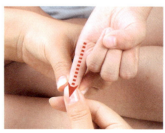

按揉神门

神门： 位于腕部，腕掌侧横纹尺侧端，尺侧腕屈肌腱的桡侧凹陷处。

做法： 用一只手的拇指或中指按揉孩子的神门 20 次。

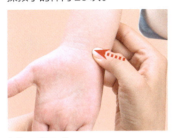

清天河水

天河水： 位于前臂内侧正中，自腕横纹至肘横纹呈一条直线。

做法： 用一只手握住孩子的手腕，使其掌心向上，然后用另一只手的食指、中指指腹自孩子腕横纹推向肘横纹，推 100~500 次。推的方向一定是从腕到肘，不可反向操作！

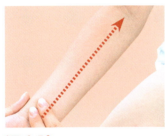

退六腑

六腑： 在前臂尺侧（小指侧），自肘关节至腕横纹成一条直线。

做法： 用一只手握住孩子的手腕，用另一只手的拇指或食指、中指螺纹面从孩子的肘部推到腕部，反复操作 100~500 次。

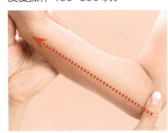

捏脊

做法： 让孩子俯卧，背部裸露，在孩子背上涂抹适量滑石粉。家长将双手的中指、无名指和小指握成半拳状，食指半屈，拇指伸直对准食指前半段，然后顶住孩子的背部皮肤，拇指、食指前移，提拿皮肉，同时向上捻动，自脊柱两侧双手交替向前推动至大椎两旁。每天睡前给孩子捏 3~5 遍。

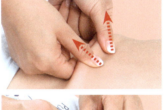

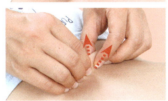

揉涌泉

涌泉： 位于足底前 1/3 与后 2/3 交界处的中央凹陷处。

做法： 用一只手的拇指指腹给孩子揉涌泉穴 30~50 次。

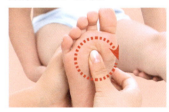

揉肾顶

肾顶： 位于小指顶端。

做法： 用一只手的中指或拇指指端按揉小指顶端，揉 100~500 次。

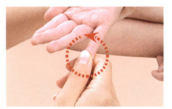

调养食谱

甘蔗荸荠汤

原料： 甘蔗、荸荠各适量。

做法： 将以上材料洗净、去皮，放入锅中加水熬煮取汁饮用。

功效： 此饮品可滋阴清热、预防盗汗。

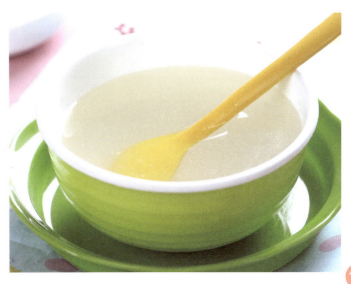

推拿+调养，帮助孩子更快、更好地战胜常见病

肾阴虚型盗汗

肾脏阴虚亏损，导致阴不敛阳、阳蒸津液外出即为肾阴虚型盗汗。其主要症状为睡时汗出、醒则汗止，伴腰痛，脚心发热。

扫码看肾阴虚型盗汗推拿演示视频

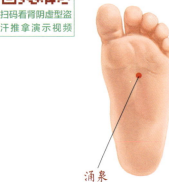

涌泉

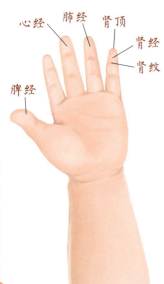

心经　肺经　肾顶　肾经　肾纹　脾经

推拿方法

清心经
心经： 位于中指末节螺纹面。
做法： 让孩子伸出中指，用一只手的拇指螺纹面从指根向指尖方向直推心经 100~300 次。

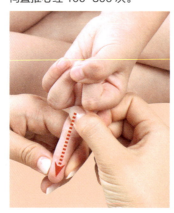

补脾经
脾经： 位于拇指桡侧缘或拇指螺纹面。
做法： 用一只手将孩子的拇指屈曲，用另一只手的拇指螺纹面顺着孩子拇指桡侧缘由指尖向指根方向直推 100~300 次。

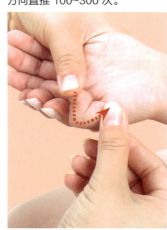

捏脊
做法： 让孩子俯卧，背部裸露，在孩子背上涂抹适量滑石粉。家长将双手的中指、无名指和小指握成半拳状，食指半屈，拇指伸直对准食指前半段，然后顶住孩子的背部皮肤，拇指、食指前移，提拿皮肉，同时向上捻动，自脊柱两侧双手交替向前推动至大椎两旁。每天睡前给孩子捏 3~5 遍。

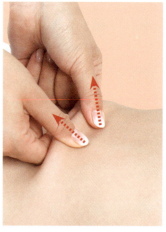

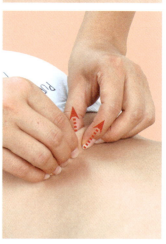

揉肾顶

肾顶： 位于小指顶端。

做法： 用一只手的中指或拇指指端按揉小指顶端，揉100~500次。

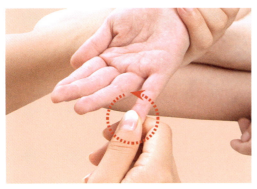

补肺经

肺经： 位于无名指末节螺纹面。

做法： 用一只手捏住孩子的无名指，用另一只手的拇指螺纹面从指尖向指根方向直推肺经300次。

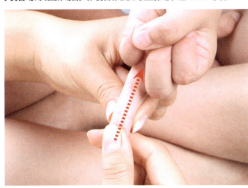

补肾经

肾经： 位于小指末节螺纹面。

做法： 用一只手捏住孩子的小指，用另一只手的拇指螺纹面从指根向指尖方向直推肾经100~300次。

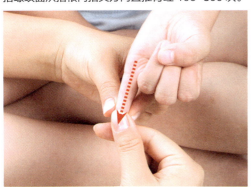

揉肾纹

肾纹： 在手掌面，小指第二指间关节横纹处。

做法： 用一只手的中指或拇指指端按揉肾纹2分钟。

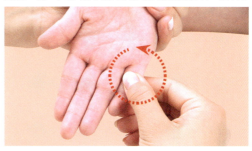

揉涌泉

涌泉： 位于足底前1/3与后2/3交界处的中央凹陷处。

做法： 用一只手的拇指指腹给孩子揉涌泉穴30~50次。

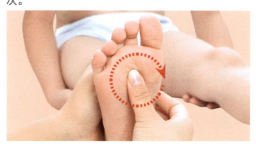

饮食调养原则

1. 多吃有滋阴、补虚功效的食物，如山药、红枣、莲子、银耳、麦片、糯米、老鸭。

2. 注意补充维生素丰富的食物，如麦类、粗米、蔬菜、水果。

3. 忌吃辛辣刺激性食物，如葱、姜、韭菜、蒜及芳香调料等。

4. 禁止给孩子滥用补品，以避免孩子出现阳亢症状，扰乱孩子的生理平衡。

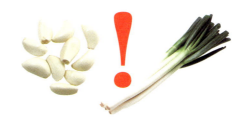

伤乳食型湿疹

伤乳食型湿疹的主要症状为皮肤散见皮疹、局部有痒感、伴厌食、肚子胀痛、大便有酸臭味。

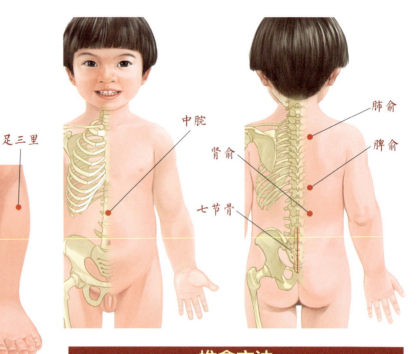

推拿方法

运内八卦

内八卦： 位于手掌面，以掌心为圆心，从圆心至中指根横纹约 2/3 处为半径，画一圆即是。分为乾宫、坎宫、艮宫、震宫、巽宫、离宫、坤宫、兑宫八宫。

做法： 用一只手托住孩子的四指，使掌心向上，拇指按在孩子的离宫处，然后用另一只手的食指、中指夹住孩子的腕关节，以拇指螺纹面用运法从乾宫起经坎宫、艮宫、震宫、巽宫、离宫、坤宫至兑宫止，运 100 次。

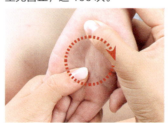

按揉曲池、足三里

曲池： 位于肘部，曲肘，横纹尽处，即肱骨外上髁内缘凹陷处。

足三里： 位于小腿外侧，外膝眼下 3 寸处。

做法： 用一只手的拇指或中指按揉孩子的曲池、足三里各 1 分钟。

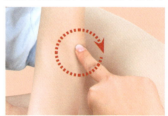

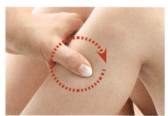

清大肠

大肠： 位于食指桡侧缘，从食指尖至虎口成一直线。

做法： 用一只手托住孩子的手掌，暴露其食指桡侧缘，然后用另一只手的拇指螺纹面从孩子手掌虎口直推向食指指尖。推100~300次。

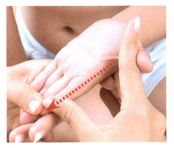

推七节骨

七节骨： 自背部正中线第4腰椎至尾椎上端成一直线。

做法： 让孩子俯卧，用一只手的拇指或食指、中指指腹自上而下直推孩子的七节骨100~300次。

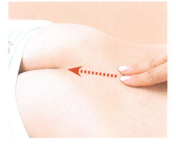

揉板门

板门： 位于拇指下，手掌大鱼际平面。

做法： 用一只手固定孩子的手掌，然后用另一只手的拇指揉孩子的大鱼际100~300次。

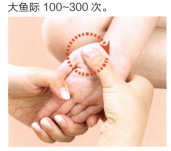

清肺经

肺经： 位于无名指末节螺纹面。

做法： 用一只手捏住孩子的无名指，用另一只手的拇指螺纹面从指根向指尖方向直推肺经300次。

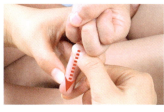

揉中脘

中脘： 位于脐上4寸处。

做法： 用一只手的拇指或食指螺纹面揉中脘100~300次。

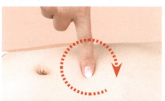

按揉肺俞、脾俞、肾俞

肺俞： 位于背部，在第3胸椎棘突下，左右各旁开1.5寸处。

脾俞： 位于背部，在第11胸椎棘突下，左右各旁开1.5寸处。

肾俞： 位于背部，在第2腰椎棘突下，左右各旁开1.5寸处。

做法： 用两手的食指、中指沿孩子脊柱两侧从肺俞开始向下，经脾俞至肾俞往返按揉，时间约5分钟。

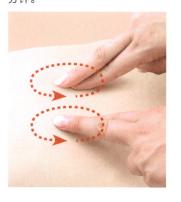

调养食谱

山楂薏米粥

原料： 山楂10克，薏米30克，粳米100克。

做法： 1. 将山楂去子，捣碎。

2. 薏米、粳米洗净。

3. 山楂、薏米、粳米加适量水放在锅内，小火煨至粥熟，即可直接喂服。

功效： 本粥中加入了薏米和山楂，薏米有健脾化湿的功效，山楂有消食化积的作用。经常食用此粥，对缓解湿疹症状非常有益。

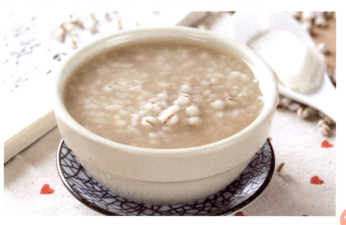

湿热型湿疹

湿热型湿疹的主要症状是皮肤上出现丘疹、红斑、水疱，患处有灼热瘙痒感，伴心烦口渴、精神差、大便不畅。

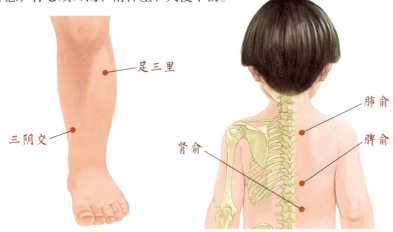

扫码看湿热型湿疹推拿演示视频

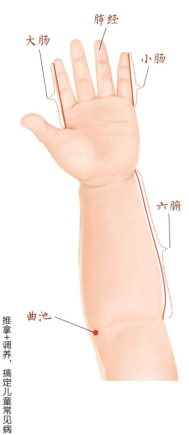

推拿+调养，搞定儿童常见病

推拿方法

按揉肺俞、脾俞、肾俞

肺俞： 位于背部，在第3胸椎棘突下，左右各旁开1.5寸处。

脾俞： 位于背部，在第11胸椎棘突下，左右各旁开1.5寸处。

肾俞： 位于背部，在第2腰椎棘突之间，左右各旁开1.5寸处。

做法： 用两手食指、中指沿孩子脊柱两侧从肺俞开始向下，经脾俞至肾俞往返按揉，时间约5分钟。

按揉曲池、足三里

曲池： 位于肘部，曲肘，横纹尽处，即肱骨外上髁内缘凹陷处。

足三里： 位于小腿外侧，外膝眼下3寸处。

做法： 用一只手的拇指或中指按揉孩子的曲池、足三里各1分钟。

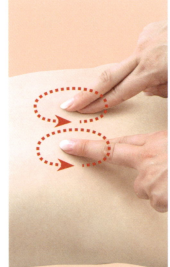

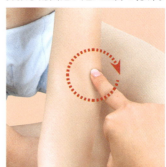

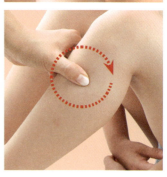

清肺经

肺经： 位于无名指末节螺纹面。

做法： 用一只手捏住孩子的无名指，用另一只手的拇指螺纹面从指根向指尖方向直推肺经 300 次。

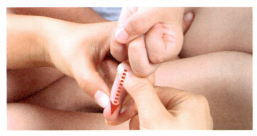

清小肠

小肠： 位于小指尺侧缘，自指尖到指根成一条直线。

做法： 用一只手托住孩子的手掌，露出其小指尺侧缘，然后用另一只手的拇指螺纹面或食指桡侧缘从孩子小指指根推向指尖，推 100~300 次。

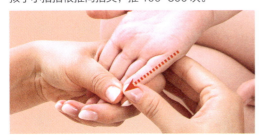

揉三阴交

三阴交： 位于内踝尖直上 3 寸处。

做法： 用拇指或食指指端按揉，按 3~5 次，每次 20~30 下。

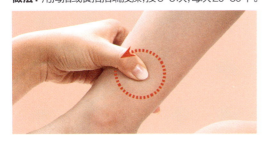

清大肠

大肠： 位于食指桡侧缘，从食指尖至虎口成一直线。

做法： 用一只手托住孩子的手掌，暴露其食指桡侧缘，然后用另一只手的拇指螺纹面从孩子手掌虎口直推向食指指尖。推 100~300 次。

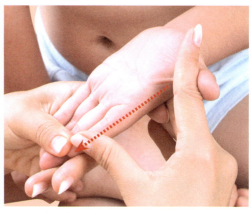

退六腑

六腑： 在前臂尺侧（小指侧），自肘关节至腕横纹成一条直线。

做法： 用一只手握住孩子的手腕，用另一只手的拇指或食指、中指螺纹面从孩子的肘部下推到腕部，反复操作 100~500 次。

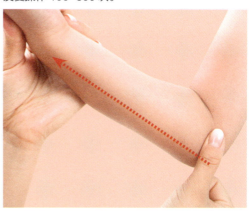

饮食调养原则

1. 多吃有清热利湿功效的食物，如绿豆、赤小豆、苋菜、荠菜、马齿苋、冬瓜、黄瓜、莴笋等。

2. 忌吃发物，如海鲜和公鸡肉等，蛋类也不宜吃。

3. 忌食刺激性食物，如大蒜、辣椒、咖喱等。

4. 忌吃动物油，以免使湿热加重。

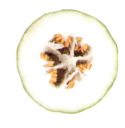

口腔溃疡

口腔溃疡是孩子易患的一种口腔黏膜疾病，溃疡边缘色红，中心是黄白色的溃烂点，轻者溃烂一两处，重者可扩至整个口腔，甚至会引起发热以及全身不适。其主要症状为孩子烦躁不安、哭闹、拒食、流涎。

扫码看口腔溃疡
推拿演示视频

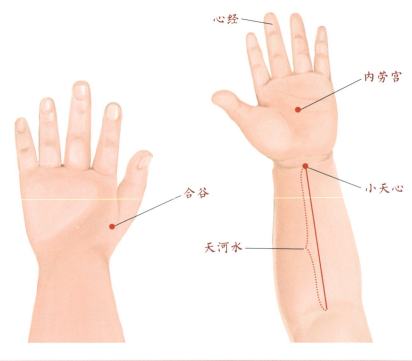

心经
内劳宫
小天心
合谷
天河水

推拿方法

清心经

心经： 位于中指末节螺纹面。

做法： 让孩子伸出中指，用一只手的拇指螺纹面从指根向指尖方向直推心经 100~300 次。

运内劳宫

内劳宫： 位于手掌心中间，屈指时中指、无名指之间的中点处。

做法： 用一只手握住孩子的四指，用另一只手的拇指螺纹面或中指指端给孩子运内劳宫，运 2 分钟。

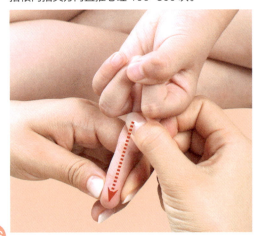

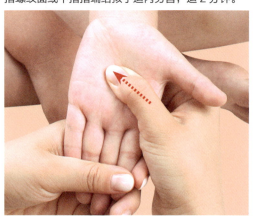

清天河水

天河水： 位于前臂内侧正中，自腕横纹至肘横纹成一条直线。

做法： 用一只手握住孩子的手腕，使其掌心向上，然后用另一只手的食指、中指指腹从孩子的腕横纹推向肘横纹，推 300 次。

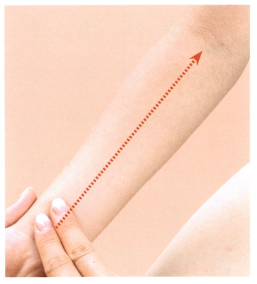

掐揉小天心

小天心： 位于手掌根部，大鱼际与小鱼际相接处的凹陷处。

做法： 先用拇指指甲掐小天心，再用食指和中指揉。反复操作 100 次。

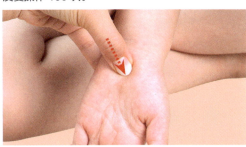

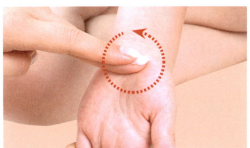

按揉合谷

合谷： 位于手背第 2 掌骨桡侧的中点处。

做法： 用一只手拇指或中指按揉孩子的合谷 1~3 分钟。

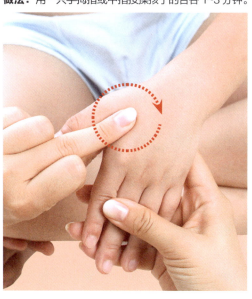

调养食谱

绿豆绿茶冰糖汤

材料： 绿豆 50 克，绿茶 5 克，冰糖 15 克。

做法： 1. 绿豆洗净，用温水浸泡 6 小时。

2. 将泡好的绿豆放入砂锅中，加水煮至绿豆熟烂。

3. 加入绿茶煮 5 分钟，放入冰糖即可。

功效： 绿豆、绿茶可清热、解毒、凉血，二者合用对孩子的口腔溃疡有很好的缓解作用。

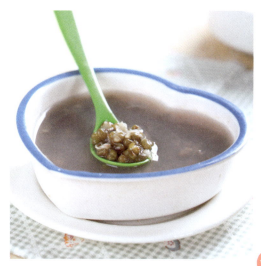

推拿+调养，帮助孩子更快、更好地战胜常见病

急性结膜炎

急性结膜炎是孩子春夏之交的一种常见眼病,该病起病急,患者的眼睛中有较多的水状或黏液性分泌物,伴有眼睛红肿、流泪等症状。

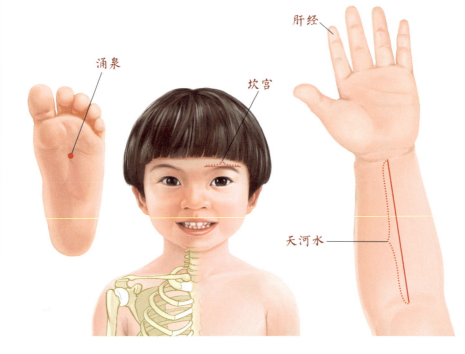

扫码看急性结膜炎推拿演示视频

推拿方法

推坎宫
坎宫: 自眉头起沿眉至眉梢成一横线。
做法: 用两手拇指分别从眉心同时分推向眉梢,推30~50次。

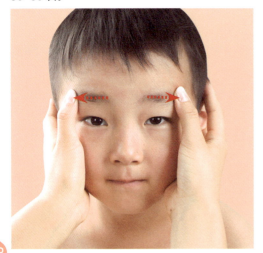

清肝经
肝经: 位于食指末节螺纹面。
做法: 用一只手捏住孩子食指,用另一只手的拇指螺纹面从指根向指尖方向直推肝经100~500次。

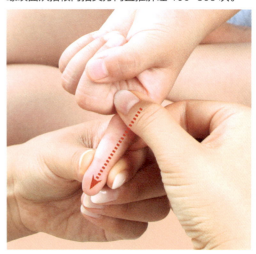

清天河水

天河水： 位于前臂内侧正中，自腕横纹至肘横纹成一条直线。

做法： 用一只手握住孩子的手腕，使其掌心向上，然后用另一只手的食指、中指指腹从孩子的腕横纹推向肘横纹，推300次。

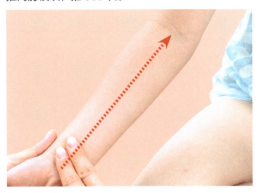

推涌泉

涌泉： 位于足底前 1/3 与后 2/3 交界处的中央凹陷处。

做法： 用拇指指端揉 30~50 次，然后自涌泉向足趾方向直推 100~300 次。

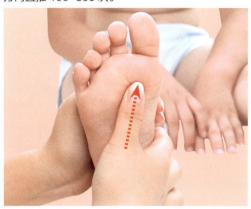

调养食谱

明目饮

原料： 玉米须 10 克，贡菊花 5 克，清水适量。

做法： 1. 玉米须和贡菊花用清水冲洗几遍，去掉表面的尘土。

2. 锅中放清水，大火烧开，放入玉米须和贡菊花，改小火煮 20 分钟即可。

功效： 本品活血化瘀、醒脑明目，能缓解小儿的急性结膜炎症状。

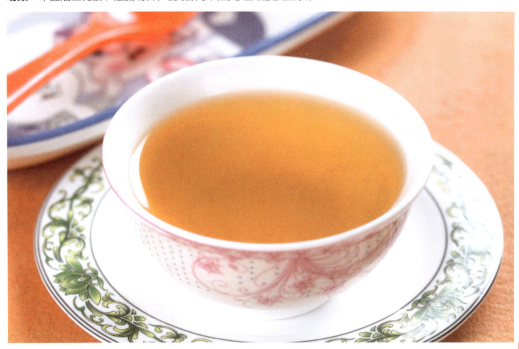

睑腺炎

睑腺炎，又称麦粒肿，是指睫毛毛囊附近的皮脂腺或睑板腺的急性化脓性炎症，是小儿常见的眼病。其表现为眼睑局部红肿、有小硬结、自觉疼痛及触疼。数日后，毛囊根部会出现脓头。

扫码看睑腺炎推拿演示视频

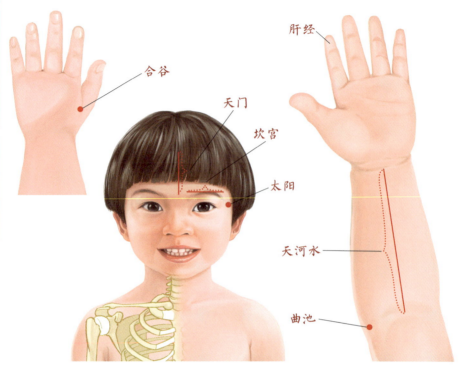

推拿方法

开天门
天门： 两眉中间至前发际成一直线。
做法： 用拇指从孩子印堂上推至前发际，两手交替操作，推 200 次。

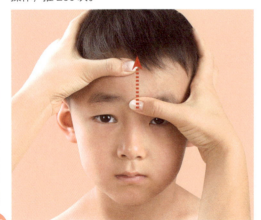

推坎宫
坎宫： 自眉头起沿眉至眉梢成一横线。
做法： 用两手拇指分别从眉心同时分推向眉梢，推 50~100 次。

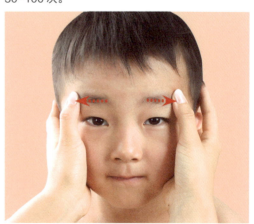

运太阳

太阳：位于眉梢与眼角延长线相交处，眉后按之凹陷处。

做法：用两手拇指从孩子额中向两侧分抹至太阳穴30~50次。

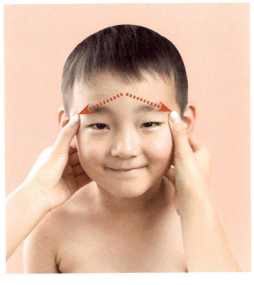

清肝经

肝经：位于食指末节螺纹面。

做法：用一只手捏住孩子食指，用另一只手的拇指螺纹面从指根向指尖方向直推肝经100~500次。

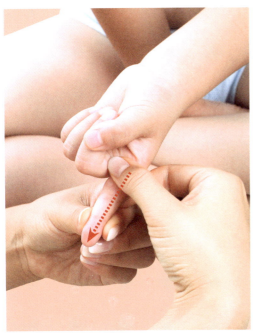

清天河水

天河水：位于前臂内侧正中，自腕横纹至肘横纹成一条直线。

做法：一只手握住孩子的手腕，使其掌心向上，然后用另一只手的食指、中指指腹从孩子的腕横纹推向肘横纹，推300次。

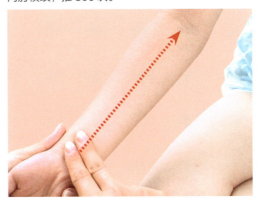

按揉合谷、曲池

合谷：位于手背第2掌骨桡侧的中点处。

曲池：位于肘部，曲肘，横纹尽处，即肱骨外上髁内缘凹陷处。

做法：用一只手的拇指或中指按揉孩子的合谷、曲池穴各1~3分钟。按揉合谷和曲池穴时，以对侧手为穴位。

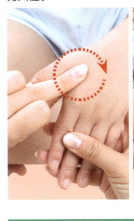 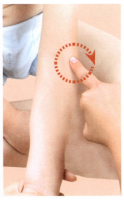

饮食调养原则

1. 多食用有清凉泻火功效的食物，如菊花茶、莴笋、西红柿、甘蔗等。
2. 忌吃发物，如鸡肉、羊肉、海鲜等。
3. 忌吃刺激性食物，如大蒜、辣椒等。

小儿流鼻血

小儿流鼻血是儿科常见的临床症状之一。小儿鼻腔黏膜中的微细血管分布较为浓密,且敏感而脆弱,容易破裂导致出血。其主要症状为鼻内一侧或两侧流血。

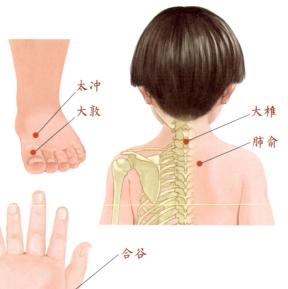

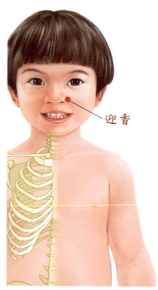

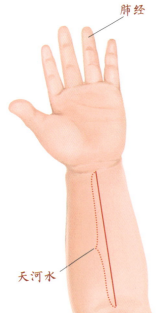

推拿方法

按揉太冲

太冲: 位于足背侧,第一、二跖骨结合部之前凹陷处。

做法: 先伸直拇指,用拇指指腹按揉太冲穴,再用拇指指腹推揉太冲穴,力度适中即可。按揉100~300次。

清天河水

天河水: 位于前臂内侧正中,自腕横纹至肘横纹成一条直线。

做法: 一只手握住孩子的手腕,使其掌心向上,然后用另一只手的食指、中指指腹从孩子的腕横纹推向肘横纹,推300次。

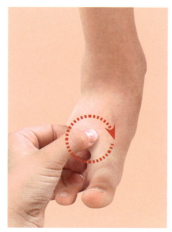

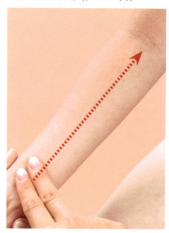

按揉迎香穴

迎香： 位于鼻唇沟凹陷中，鼻翼旁开 0.5 寸处。

做法： 用中指指腹直接垂直按压在迎香穴上，顺逆时针依次按揉，力度由轻至重，按揉 100~300 次。

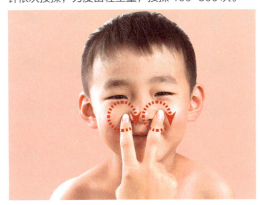

揉肺俞

肺俞： 位于背部，在第 3 胸椎棘突下，左右各旁开 1.5 寸处。

做法： 用两手拇指揉肺俞 100~300 次。

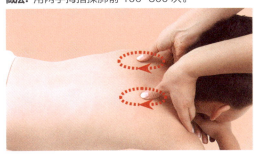

按揉合谷

合谷： 位于手背第 2 掌骨桡侧的中点处。

做法： 用一只手的拇指或中指按揉孩子的合谷 1~3 分钟。

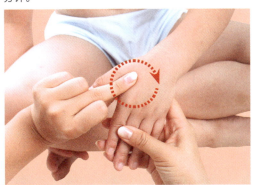

揉大椎

大椎： 位于颈部下端，第 7 颈椎棘突下凹陷中。

做法： 用一只手的中指指端揉 20~30 次。

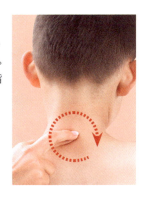

清肺经

肺经： 位于无名指末节螺纹面。

做法： 用一只手捏住孩子的无名指，用另一只手的拇指螺纹面从指根向指尖方向直推肺经 300 次。

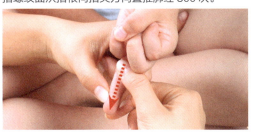

按揉大敦

大敦： 位于足拇趾末节（靠第二趾一侧）甲根边缘外侧 0.1 寸（约 2 毫米）处。

做法： 用拇指指腹按揉大敦穴，力度由轻到重按揉 100~300 次。

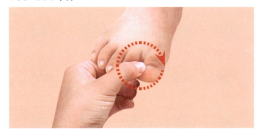

饮食调养原则

1. 宜食用清凉泻火的食物，如甘蔗、荠菜、黄瓜等。

2. 忌吃热性食物，如鸡肉、羊肉、海鲜等。

3. 忌吃辛辣刺激性食物，如辣椒、葱、姜、蒜等。

小儿肥胖

小儿肥胖是指小儿体重超过同性别、同年龄或同身高健康儿童的平均水平，多是由于饮食过多引起的，是一种常见的营养失衡现象。

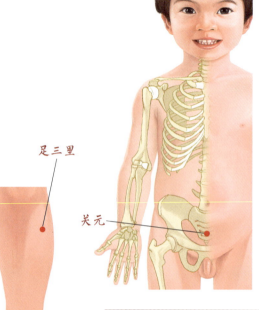

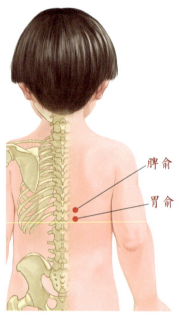

推拿方法

补脾经

脾经：位于拇指桡侧缘或拇指螺纹面。

做法：一只手将孩子的拇指屈曲，另一只手拇指螺纹面顺着孩子拇指桡侧缘由指尖向指根方向直推100~300次。

退六腑

六腑：在前臂尺侧（小指侧），自肘关节至腕横纹成一条直线。

做法：用一只手握住孩子的手腕，用另一只手的拇指或食指、中指二指螺纹面从孩子的肘部下推到腕部，反复操作100~500次。

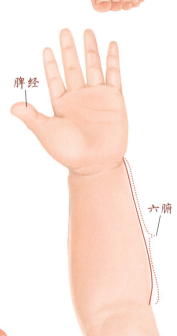

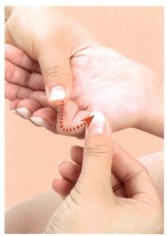

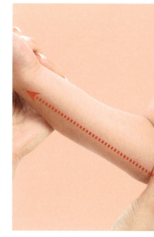

揉关元

关元：位于下腹部，脐下 3 寸处。

做法：用拇指指腹按压在关元穴上，以顺时针的方向按揉 100~300 次。

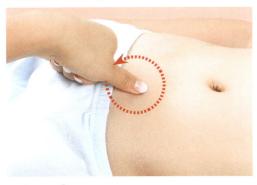

按揉胃俞

胃俞：位于背部，在第 12 胸椎棘突下，左右各旁开 1.5 寸处。

做法：用一只手的拇指指腹按揉胃俞各 1 分钟。

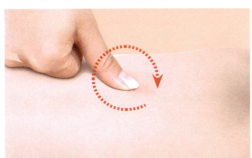

按揉脾俞

脾俞：位于背部，在第 11 胸椎棘突下，左右各旁开 1.5 寸处。

做法：用两手食指、中指指端分别按揉左右穴位 50~100 次。

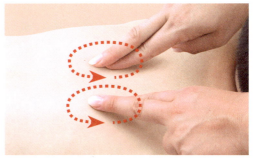

按揉足三里

足三里：位于小腿外侧，外膝眼下 3 寸处。

做法：用一只手的拇指或中指按揉足三里。按揉 100 次。

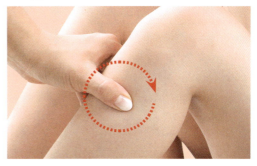

调养食谱

番茄炖豆腐

原料：番茄 100 克，豆腐 50 克，植物油、葱、盐各适量。

做法：1. 豆腐切小块，放开水里略焯后，捞起沥干水分。葱洗净切段。番茄洗净，去蒂，切块。

2. 锅内放油烧热，放葱炝锅，爆香，放入番茄爆炒片刻后，放入清水适量，开锅后，再放入豆腐一起煮 10 分钟左右，加盐调味出锅即可。

功效：番茄和豆腐所含营养丰富，且低脂肪、低热量，孩子经常食用可改善脾胃功能。

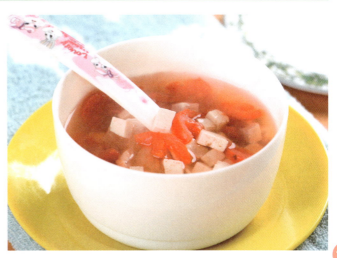

推拿＋调养，帮助孩子更快、更好地战胜常见病

脾胃虚弱型佝偻病

脾胃虚弱型佝偻病指因脾胃虚弱引起的佝偻症。其主要症状为面色苍白、爱出汗、头发稀、枕后发秃、肌肉松软、腹部膨大、吃得少、睡觉不安稳。

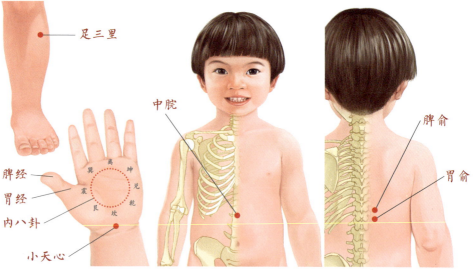

足三里　中脘　脾俞　胃俞　脾经　胃经　内八卦　小天心

推拿方法

补胃经

胃经： 位于手掌面拇指第一节。

做法： 用一只手固定孩子的手掌，使露出拇指，然后用另一只手的拇指推孩子的拇指指面近指根第1节100~500次。

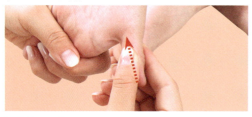

补脾经

脾经： 位于拇指桡侧缘或拇指螺纹面。

做法： 用一只手将孩子的拇指屈曲，用另一只手的拇指螺纹面顺着孩子拇指桡侧缘由指尖向指根方向直推100~300次。

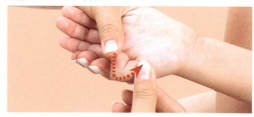

揉小天心

小天心： 位于手掌根部，大鱼际、小鱼际交接处的凹陷处。

做法： 一只手握住孩子四指，使掌心向上，然后用另一只手的中指指端揉小天心100~300次。

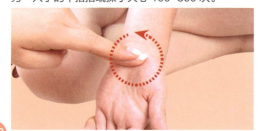

按揉脾俞

脾俞： 位于背部，在第11胸椎棘突下，左右各旁开1.5寸处。

做法： 用两手拇指或食指、中指指腹按揉孩子的脾俞1分钟。

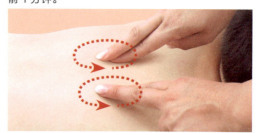

运内八卦

内八卦： 位于手掌面，以掌心为圆心，从圆心至中指根横纹约 2/3 处为半径，画一圆即是。分为乾宫、坎宫、艮宫、震宫、巽宫、离宫、坤宫、兑宫八宫。

做法： 用一只手托住孩子的四指，使掌心向上，拇指按在孩子的离宫处，然后用另一只手的食指、中指夹住孩子的腕关节，以拇指螺纹面用运法从乾宫起经坎宫、艮宫、震宫、巽宫、离宫、坤宫至兑宫止，运 100 次。

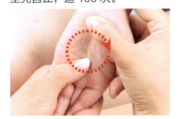

按揉足三里

足三里： 位于小腿外侧，外膝眼下 3 寸处。

做法： 用一只手的拇指按揉孩子足三里 50~100 次。

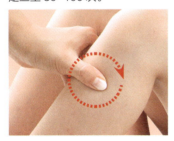

揉胃俞

胃俞： 位于背部，在第 12 胸椎棘突下，左右各旁开 1.5 寸处。

做法： 用拇指揉孩子胃俞 50~100 次。

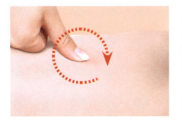

揉中脘

中脘： 位于肚脐正中直上 4 寸处。

做法： 用一只手的拇指或食指揉中脘 100~300 次。

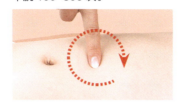

摩腹

做法： 让孩子平躺，用一只手的四指指腹或全掌着力做顺时针旋转摩腹。每次 5 分钟。

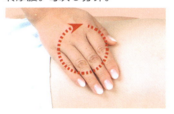

捏脊

做法： 让孩子俯卧，背部裸露，在孩子背上涂抹适量滑石粉。家长将双手的中指、无名指和小指握成半拳状，食指半屈，拇指伸直对准食指前半段，然后顶住孩子的背部皮肤，拇指、食指前移，提拿皮肉，同时向上捻动，自脊柱两侧双手交替向前推动至大椎两旁。每天睡前给孩子捏 3~5 遍。

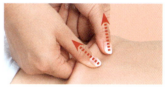

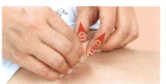

调养食谱

胡萝卜炒鳝鱼

原料： 胡萝卜 150 克，鳝鱼肉 100 克，植物油、葱末、姜末、盐、酱油、醋各适量。

做法： 1. 将胡萝卜洗净，切细丝。

2. 鳝鱼肉切丝。

3. 锅中放植物油加热，加入葱末、姜末爆锅，再放胡萝卜丝、鳝鱼丝，煸炒片刻，调入盐、酱油、醋，炒至鳝鱼熟即可。

功效： 胡萝卜富含胡萝卜素，还含有铁、钙、蛋白质、维生素 B_1、维生素 B_2、维生素 C 等，鳝鱼富含维生素 A。孩子经常食用本品，可补充维生素 A、B 族维生素和维生素 C，预防佝偻症。

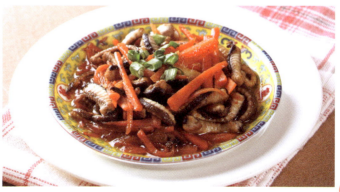

肾气不足型佝偻病

肾气不足型佝偻病主要症状为面色发白，出汗多，说话迟，出牙迟，站立、行走迟，头方，肋外翻，或伴有鸡胸、腿弯曲。

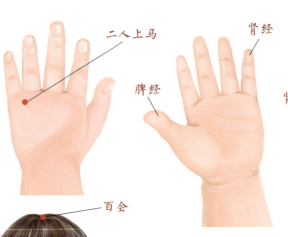

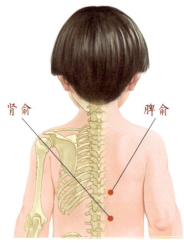

扫码看肾气不足型佝偻病推拿演示视频

推拿方法

按揉百会
百会：位于两耳尖直上与头顶正中线交会处。
做法：用一只手的拇指指腹或掌心揉100~200次或指压3~5分钟。

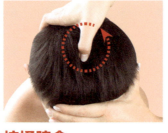

补肾经
肾经：位于小指末节螺纹面。
做法：用一只手捏住孩子的小指，用另一只手的拇指螺纹面从指根向指尖方向直推肾经100~300次。

按揉脾俞
脾俞：位于背部，在第11胸椎棘突下，左右各旁开1.5寸处。
做法：用两手拇指或食指、中指二指指腹按揉孩子的脾俞1分钟。

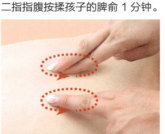

按揉肾俞
胃俞：位于背部，在第2腰椎棘突下，左右各旁开1.5寸处。
做法：用拇指揉孩子的肾俞50~100次。

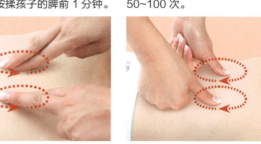

补脾经

脾经： 位于拇指桡侧缘或拇指螺纹面。

做法： 用一只手将孩子的拇指屈曲，用另一只手的拇指螺纹面顺着孩子拇指桡侧缘由指尖向指根方向直推 100~300 次。

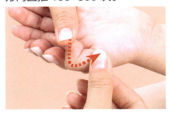

揉掐二人上马

二人上马： 位于手背无名指与小指掌骨小头后凹陷处。

做法： 用一只手的拇指、中指指腹相向用力揉二人上马 100~500 次；再用拇指指甲掐二人上马 3~5 次。

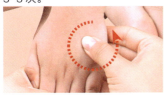

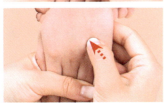

按揉足三里

足三里： 位于小腿外侧，外膝眼下 3 寸处。

做法： 用一只手的拇指按揉孩子足三里 50~100 次。

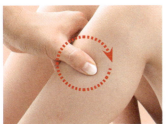

揉丹田

丹田： 位于下腹部，脐下 2.5 寸处。

做法： 用一只手的手指或手掌揉丹田 50~100 次，或摩 5 分钟。

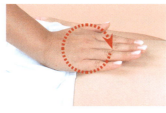

揉三阴交

三阴交： 位于内踝尖直上 3 寸处。

做法： 用拇指或食指指端按揉，按 3~5 次，揉 20~30 次。

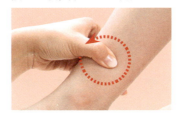

捏脊

做法： 让孩子俯卧，背部裸露，在孩子背上涂抹适量滑石粉。家长将双手的中指、无名指和小指握成半拳状，食指半屈，拇指伸直对准食指前半段，然后顶住孩子的背部皮肤，拇指、食指前移，提拿皮肉，同时向上捻动，自脊柱两侧双手交替向前推动至大椎两旁。每天睡前给孩子捏 3~5 遍。

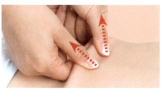

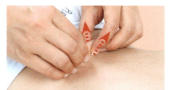

调养食谱

蛋奶小米粥

原料： 小米 100 克，牛奶 250 毫升，鸡蛋 1 个，白糖适量。

做法： 将小米淘洗干净，加水煮至小米胀开，加入牛奶继续煮至小米松软烂熟；将鸡蛋磕入碗中，加筷子打散，加入奶粥中，加白糖熬化即可。

功效： 小米、牛奶、鸡蛋营养价值高，孩子食用可以补血益气、增强免疫力。

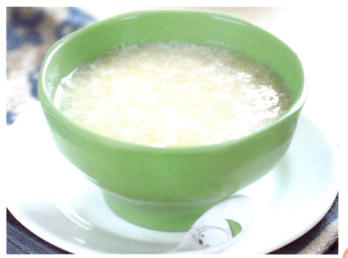

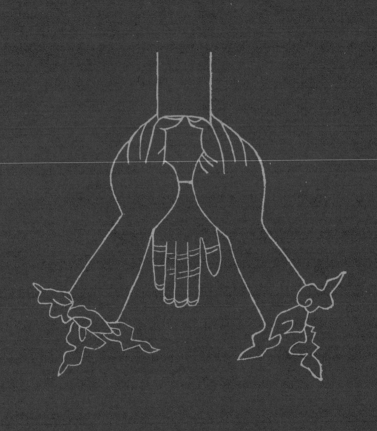